JN302910

症例に応じた
パーシャルデンチャー
の設計マニュアル

藍　　稔
Ai　　Minoru

学建書院

はじめに

　人口の高齢化が進むなかで，カリエスや歯周病の予防・治療に関する啓蒙によって歯の欠損は減少傾向を示している．同時に，高齢者においては食事が不自由なくでき，咀嚼がよくできることは生活の質の向上と健康維持のうえで重要視されている．そうした状況下で欠損歯列者に対して適切な処置が必要になり，パーシャルデンチャーのニーズも増すことになるが，歯科医師のなかに"パーシャルデンチャーはどのようにして設計したらよいかわからない"，"設計は技工士に任せている"などという声も聞かれる．

　パーシャルデンチャーの設計は，本来，歯科医師が行うものであり，アンダーグラジュエートにおいてしっかり教育されなければならないが，時間的な制約あるいは臨床実習の不備のためか，十分指導されているとはいえないのが実情である．著者は10数年間学生の臨床実習や卒後研修コースにおいてパーシャルデンチャーの設計を指導してきたが，基本的な点がよく理解されていないことを痛感した．

　そのときの講義内容をまとめるよう依頼されていたものの時間的に余裕がなく，長らく延ばしていたが，ここにやっと実現できることとなった．本書ではそのときの内容をもとに，パーシャルデンチャーの設計についてきわめて初歩的なところから，まず残存歯や欠損部顎堤などにすべて問題がないことを前提として，いくつかの典型的な欠損例に対していわゆるクラスプデンチャーの設計の仕方をその手順に従って解説し，ついで臨床的な欠損症例で具体的な設計方法を提示することにした．

　欠損歯列の状態はきわめて多様であり，パーシャルデンチャーの設計は必ずしも容易であるとはいえない．しかし，設計の基本的な考え方や具体的な手順を理解することで，かなり多くのケースが解決できると思われる．実際の臨床では難症例と呼ばれる厄介なものもあるが，その設計には特別な方法があるわけではない．状況に合わせて基本的な考え方や方法を縦横に駆使して対処するだけである．設計の応用に関しては，すでに多数の参考書があるので，それらによって学ぶことができるだろう．

　本書はおもに歯学生や卒後間もない歯科医師を対象とするが，パーシャルデンチャーの設計についての理解を助け，多くの人達がこれに興味を持ち，自分で設計を行うようになることを切に願うものである．

　本書の作成に当たり，種々ご協力下さった多くの方々に厚く感謝申し上げる．

　2000年4月

著　　者

目 次

はじめに iii

基礎編

1. パーシャルデンチャーの設計に対する考え方 2
1）欠損歯列の補綴に当たって 2
2）パーシャルデンチャーの維持 2
3）パーシャルデンチャーの支持 3
4）パーシャルデンチャーの製作の目的 3

2. 設計に必要な基本的事項 4
1．支　　持 5
2．把　　持 6
3．維　　持 7

3. パーシャルデンチャーの設計上の要件 8
1．義歯の動揺の最小化 8
2．予防歯学的な配慮 9
3．破損への対応 10
4．生体変化への追従性 11

4. 基本的な設計の手順と具体的方法 12
A．基本的な設計の手順 12
B．構成要素ごとの設計の仕方 14
1．レスト 14
1）レストの働き 15
2）咬合面レストの位置と維持歯への力の加わり方 ... 15

3）レストによる力の配分	16
4）レストの位置と床下組織に加わる力の方向	16
5）レストシート	16
6）レストの設計	17
2．義歯床	23
1）床外形の設定	23
2）床の設計	25
3．小連結子と隣接面板	26
1）働き	27
2）設計	27
4．大連結子	29
1）大連結子の働き	29
2）バー	30
3）プレート	30
4）大連結子の外形の設定	30
5）金属床義歯の床外形	32
6）レジン床義歯の床外形	33
7）大連結子の設計	33
5．クラスプ	36
1）クラスプの働き	36
2）クラスプ設計上の要件	37
3）クラスプの種類	38
4）クラスプの設計	38

5．サベイングと義歯の設計　42

1．パーシャルデンチャーの設計になぜサベイングが必要か	42
2．サベヤー	43
3．義歯設計のためのサベイング	43
1）模型の固定	43
2）義歯の着脱方向の決定	44
3）サベイラインの描記	45
4）アンダーカット量の測定	46
5）模型の位置表示	48
4．クラスプの基本的な設計法	49
1）義歯の着脱方向の決定	49
2）最大豊隆部の記録	49

　　　　3）アンダーカット領域の確認 …………………………… 49
　　　　4）クラスプの選定 ………………………………………… 49
　　　　5）アンダーカット量の測定 ……………………………… 50
　　　　6）クラスプ先端の位置決め ……………………………… 50
　　　　7）クラスプの外形線の記入 ……………………………… 51
　　　　8）頰・舌側のクラスプ先端の位置 ……………………… 51
　　　　9）把持鉤腕の外形線 ……………………………………… 52
　　5．模型についての設計 ………………………………………… 53

応用編

6．義歯の設計に当たっての留意事項 …………………………… 58

　　1．義歯の設計に対する評価予測 ……………………………… 58
　　　　1）評価の方針 ……………………………………………… 58
　　　　2）目的の再確認 …………………………………………… 59
　　　　3）義歯の強靭性 …………………………………………… 59
　　　　4）義歯に加わる力の配分 ………………………………… 59
　　　　5）支台歯への力の伝達 …………………………………… 59
　　　　6）支台歯との結合の仕方 ………………………………… 59
　　　　7）義歯の安定性 …………………………………………… 59
　　2．咬合圧負担に関する問題 …………………………………… 60
　　　　1）歯根膜，粘膜の被圧変位量の調整 …………………… 61
　　　　2）支台歯の増員 …………………………………………… 61
　　　　3）緩圧装置の使用 ………………………………………… 61
　　3．負担組織の変化に関する問題 ……………………………… 61
　　　　1）カリエス，歯周疾患への対応
　　　　　　──プラークコントロールを重視した設計，材料の選択 …… 61
　　　　2）顎堤の変化への対応
　　　　　　──負担圧の均等化，追従性のある設計 …………… 61

7．義歯設計に関わる印象採得と咬合採得 ……………………… 62

　　1．印象採得 ……………………………………………………… 62
　　　　1）歯根膜支持型の義歯の場合 …………………………… 62
　　　　2）粘膜支持型の義歯，歯根膜粘膜支持型の義歯の場合 …… 62
　　　　3）印象採得の方法 ………………………………………… 63
　　2．咬合採得 ……………………………………………………… 64

　　　　　1）咬合採得の原理 ……………………………… 64
　　　　　2）咬合位の記録の方法 …………………………… 64

8．臨床における義歯の設計 …………………… 66
　　　1．臨床模型への応用 ……………………………… 66
　　　2．臨床実習における設計例 ……………………… 71
　　　3．臨床例にみる義歯の設計 ……………………… 80

9．問題がある設計例 …………………………… 98
　　　　　1）問 題 点 ……………………………………… 98
　　　　　2）具体的な例 …………………………………… 99

参 考 文 献 ……………………………………………… 104
索　　　引 ……………………………………………… 105

基 礎 編

1．パーシャルデンチャーの設計に対する考え方
2．設計に必要な基本的事項
3．パーシャルデンチャーの設計上の要件
4．基本的な設計の手順と具体的方法
5．サベイングと義歯の設計

Chapter 1 パーシャルデンチャーの設計に対する考え方

1) 欠損歯列の補綴に当たって

　崩壊した歯列や咬合を補綴的に回復する場合，まずその崩壊の状況を観察し，残存歯や欠損部顎堤，咬合位や咬合関係などの状態を診断する．次いでその診断に基づいて個々のものの処置方針を検討する．残存歯については保存が可能であれば必要な処置を施し，不可能であれば抜去する．歯周組織や欠損部顎堤についても異常があればそれぞれ必要な処置をする．咬合位や咬合関係に問題があれば必要に応じて暫間義歯やスプリントなどで応急的に対処する．こうした一連の処置は，歯列や咬合の崩壊の程度によって異なるが，その結果として欠損歯列となる場合には，欠損に対する補綴の方法も検討されなければならない．そして可撤性の補綴が適応となったときには，それに適したパーシャルデンチャーの構成をある程度予測しておく必要がある．

　この場合，パーシャルデンチャーの設計に有利になるよう残存歯などの処置が進められる．歯冠形態を補綴的に修正したり，連結したりする．顎堤についても整形や粘膜調整などを行ったりする．つまり，パーシャルデンチャーの設計が歯列の全体的な修復作業を左右することになるので，その設計に対する考え方が重要になる．

　また，すでに欠損歯列になっていて残存歯や顎堤にほとんど問題がないような場合には，その状態で補綴処置に入ることになるが，パーシャルデンチャーの適応であればどのような設計にすべきかを検討する．

2) パーシャルデンチャーの維持

　パーシャルデンチャーというとすぐ支台（維持）装置が問題にされる傾向があるが，支台装置は本来，義歯の離脱を止めるためのもので義歯の機能上必要であるが最も重要なパーツというものではない．義歯の機能は咬合圧に対抗して咬合位を保ち，咀嚼や発音などを円滑に行わせることである．したがって，義歯が咬合圧によって沈下したり，変位し

ないような機構が最も重要であるといえる．そうした機構さえあれば，支台装置が多少不十分であっても義歯は何とか使用できる．後で述べるように，支持がしっかりしていさえすれば，義歯の維持は支台装置以外の部分で負担することも設計によって可能であり，むしろ好ましいといえる．

なお，この義歯の離脱を防ぐ装置を維持装置と呼んでいたが，現在は支台装置というように変わった．

パーシャルデンチャーには支台装置の種類によっていくつかのタイプがある．ここではクラスプを用いたものを対象としたが，他にテレスコープやアタッチメントを用いた義歯もある．これらの支台装置はパーシャルデンチャーの設計の基本がよく理解されたうえで，適応症例に使用されれば，優れた効果を発揮するものである．

ここでは支台装置としてクラスプ，それもAkersクラスプに代表される環状型のものを用いたパーシャルデンチャーだけを対象としたが，実際に使用されている義歯の大部分がそうしたものであることと，これについて理解すれば他の支台装置を用いた義歯でも設計の基本は変わらないので応用が可能だからである．

3）パーシャルデンチャーの支持

パーシャルデンチャーの設計で最も重要なのは，咬合圧に対して義歯の支持をどのようにするかである．パーシャルデンチャーに咬合圧が加わったとき，義歯が不安定になったり沈下したりして，特定の支台歯に負担がかからないようにすることが大切である．これには義歯の支持や安定に効果的な支台歯の選択や負荷の与え方が十分検討されなければならない．そしてさらに，義歯床を支持する顎堤粘膜に対する処理の仕方，とくに印象の方法が重要になる．これは設計に直接関係するものではないが，設計を行ううえでの前提になるものである．

4）パーシャルデンチャーの製作の目的

パーシャルデンチャーの設計で重要な点は以下の各章で具体的に説明するが，基本的にはパーシャルデンチャーはあくまでも欠損補綴の1つの手段であり，その製作の目的は歯列や咬合を回復して，患者本来の口腔機能を再現させることである．そのため，設計は状況にあった必要最小限で単純であること，そして後の状況の変化に対応して変更が可能であることも要求されるだろう．

なお，この基礎編では設計の仕方をよく理解させるため，あえて咬合関係には触れず，片顎のみを対象とした．また，本書では，金属床義歯を主としたが，これは咬合圧を支持するうえで好ましいことや設計が理論に従って自由に行えることなどの理由からである．

Chapter 2 設計に必要な基本的事項

　口腔内に装着されたパーシャルデンチャーは顎口腔の機能に際してさまざまな方向からの力を受ける．空口状態でも対合歯や頰，舌によって上下的，水平的な力を受けるが，咀嚼時には食物を介してかなり大きな力を受ける．つまり，食物を咬んだとき，義歯は人工歯の咬合面で受けた力によって顎堤に向かって圧迫されると同時に側方的な力によって水平方向にも移動を強いられることになる．また，咬んだ状態から開口するときには咬合面に付いた食物によって義歯は浮き上がるように強いられる（図2-1）．

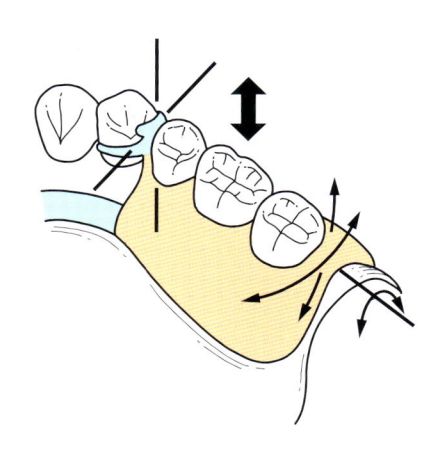

図 2-1　口腔機能時の義歯の動き

　義歯の顎堤への適合が悪かったり，咬合関係が不良であったり，また義歯の設計が不適切な場合などでは，咀嚼や発音をするたびに義歯は動揺する．義歯が動揺すると，そうした口腔機能が円滑に行えないばかりか，義歯を支えている顎堤粘膜や支台歯の歯根膜などに不適当な力が作用し，短期的，長期的に不快な結果をもたらすことになる．それを避けるため義歯はできるだけ動揺しないようにし，残存歯とともに一体となって歯列を構成することが望ましい．

　義歯に加わる上下的な力には，義歯を沈下させようとする咬合圧と義歯を浮き上がらせ

ようとする離脱力とがある．これらの力に十分抵抗できる構造や性質が義歯にあれば，そうした力を受けても実際にはあまり動揺しないことになる．この咬合圧に抵抗する作用は支持，離脱力に抵抗する作用は維持と呼ばれているが，それらが十分であれば義歯は沈下したり浮上したり傾いたりはしない．さらに，義歯に加わる水平的な力に抵抗する作用としては把持があるが，これは側方力などによって義歯が横揺れするのを防ぐ働きである．

結局，義歯が動揺しないようにする，つまり義歯を安定させるためには，支持，維持，把持が十分である必要がある．

1．支　　持

支持とは，義歯の人工歯咬合面に加わる咬合圧を負担し，義歯の沈下に抵抗する作用である．支持に関わる要素は，義歯の各構成要素とそれを通じて力を受け止める歯，歯周組織，顎粘膜，顎骨などの生体支持組織である（図2-2）．

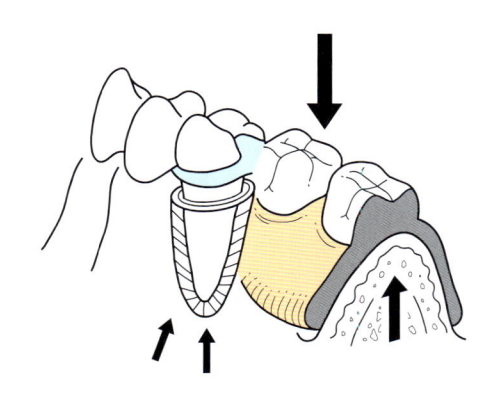

図 2-2
咬合圧に対して歯根膜，顎堤が抵抗する．

義歯の設計に当たって重視すべき点は次のようである．
(1) 各支持組織にそれぞれの負担能力に見合った力の配分をすること
　　偏った集中的な力が加わらないようにし，各組織が余裕をもって耐えられる範囲の力を負担させる．
(2) 各支持組織に適した負担のかけ方をすること
　　小さな力でも加え方によって長期的に負担過重になることがある．一般的に側方力は支持組織にとって好ましくない．
(3) 義歯は構造的に強靱であること
　　義歯は咬合圧でたわんだり，破折しないことが大切．義歯がたわむと支持組織への力の配分が予測したように行われず，支台歯を強く引張ったり圧迫したり，また床下組織を部分的に強く圧迫することになる．

(4) 支持組織との結合に配慮すること

　　義歯床下粘膜の被圧変位性と義歯床粘膜面の大きさを考慮したうえで，義歯と支台歯とを強固に結合し，両者間に遊びを作らないこと，また義歯床は圧負担時には粘膜と均等に接触させることが大切である．

2. 把　　　持

　義歯は機能時にさまざまな動きをしようとする．これは3次元的であるが，そのうち上下的な動きには支持や維持の作用が対応し，水平的な動きに対しては把持の作用が対応して抑制する（図 2-3）．

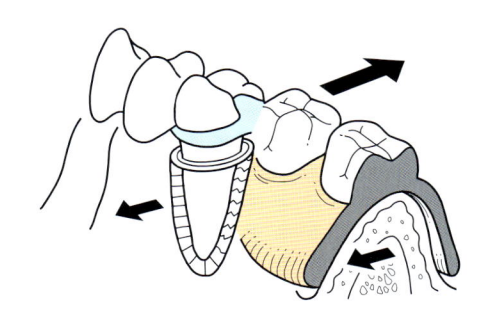

図 2-3
側方力に対して歯根膜，顎堤が抵抗する．

把持に関して留意すべき点は次のようである．
(1) 生体支持組織への負担配分を考慮すること

　　義歯の把持に関係する生体組織は歯の軸面と顎堤の斜面である．義歯からの側方力は多数歯に分散させ，また顎堤の斜面を広く活用する．
(2) 義歯の各構成要素を把持に積極的に働かせるような設計をすること

　　小連結子を支台歯の軸面に接触させ，把持の働きを持たせる．隣接面板は把持のための有効な義歯構成要素であり，積極的に用いる．

3. 維　　持

　咀嚼や発音などの口腔動作のなかで義歯を浮き上がらせ離脱させようとする力が働くが，これに抵抗する作用が維持である．パーシャルデンチャーの維持には残存歯や顎堤，口蓋などの口腔粘膜が関係し，義歯の構成要素との間の摩擦や機械的な維持力，また吸着力によって義歯の維持が図られる（図2-4）．

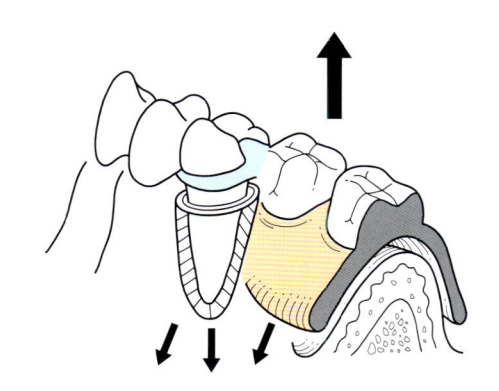

図 2-4
離脱力に対して歯根膜，顎堤，口腔軟組織が抵抗する．

　義歯の維持について設計上留意すべき点は次のようである．
(1) 各生体支持組織に維持力をどのように負担させるかを検討すること
　　義歯の維持を支台装置のみに頼るのでなく，義歯の構成要素全体として維持力が得られる方法を検討する．
(2) 支台歯の負担を少なくすること
　　支台歯には歯冠方向の力や側方力が働くが，それらは歯周組織にとって好ましくない．これらを極力少なくすることが支台歯の保護，義歯補綴の術後の経過をよくする．
(3) 口腔粘膜と義歯床などとの関係を有効に活用すること
　　義歯床の適合がよいと唾液を介した床の吸着も良好である．さらに床面積が大きいと効果的である．遊離端義歯では床の遠心端が浮き上がりやすいので，できるだけ床を大きくする．床辺縁の形を舌，頬，唇など口腔軟組織による維持が得やすいよう検討することが大切である．
　なお，安定という用語がよく使われる．これは義歯の動揺の少なさを表す一般的な言葉であり，義歯の前部，後部の上下的な動きや顎堤上での転がり，遊離端部の動きなどに対して把持と同義的に用いられることがあるが，支持，把持，維持が総体的に関係する状態を意味するものといえるだろう．

Chapter 3 パーシャルデンチャーの設計上の要件

パーシャルデンチャーを設計するに当たって次の要件が満たされることが重要である．
① 義歯の動揺の最小化
② 予防歯学的な配慮
③ 破損への対応
④ 生体変化への追従性

これらの要件は多数のパーシャルデンチャー症例の術後経過観察から導かれた結論で，良好な経過を得るためのパーシャルデンチャーの設計原則とも呼ばれるものである．

1．義歯の動揺の最小化

これは口腔機能時に生じる義歯の動揺を抑制することである．そのためには義歯の支持，把持，維持が十分に検討され，それぞれ効果的に作用している必要がある．

パーシャルデンチャーの各構成要素は，こうした作用が効果的に発揮されるための構造であって，単独あるいはいくつかが組み合わさって機能している．

レスト ──────────── 支持（把持）要素
義歯床 ──────────── 支持（把持・維持）要素
小連結子，隣接面板 ─── 把持要素
大連結子 ────────── 支持・把持（維持）要素
支台装置 ────────── 維持要素

義歯の動揺をできるだけ小さくするには，一般に2つの方法が考えられている．1つは，義歯の動きは3次元的に起こるのでその方向を規制しようというものである．あらゆる方向に自由な動きがある場合，各構成要素の作用によって動きの方向をできるだけ1つに絞っていく．もう1つは動きそのものが小さくなるようにすることである．この2つの観

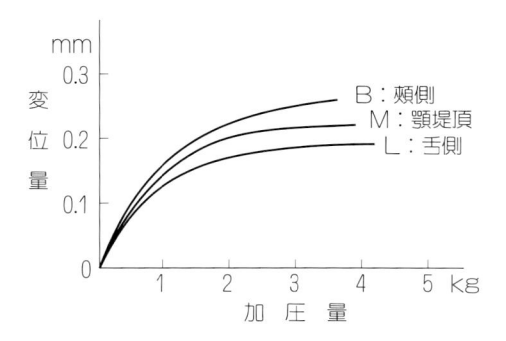

図 3-1 顎堤の被圧変位 (宮下論文より改変)

部位によって被圧変位の状況は異なるが，大臼歯部2歯欠損程度の遊離端義歯の沈下量としては平均約0.2mmといわれている．

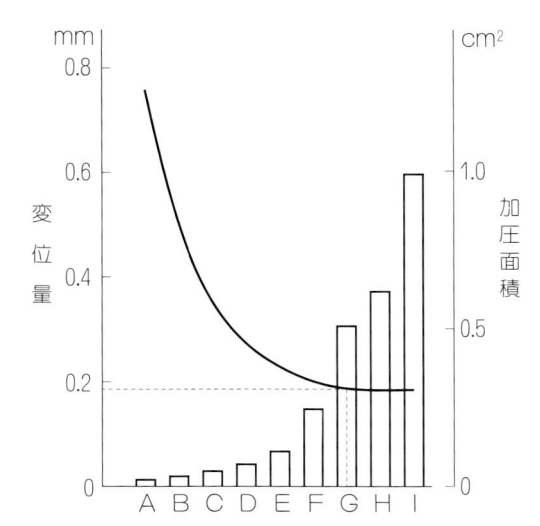

図 3-2 顎堤粘膜の加圧面積と変位量の関係 (岸論文より改変)

顎堤の被圧変位量は加圧面積によって変わるが，50～60mm^{2}以上になるとほぼ一定になるといわれている．

点から動揺を小さくするように努める．

しかし，とくに顎堤粘膜に多くの負担を求めるような義歯では，その被圧変位性と義歯床面積とに関係するが，ある程度の動揺は避けられない（図3-1, 2）．したがって，義歯の動揺の最小化とは，理想的には被圧変位の範囲を越えない程度ということである．

2．予防歯学的な配慮

これは義歯の設計に当たってカリエスや歯周疾患に対して予防的な配慮も必要であることを意味している．実際，義歯の装着によって残存歯や口腔軟組織へのプラークの沈着が進みカリエスや歯周疾患が増悪することが多い．これをできるだけ少なくするため，義歯を設計する際にプラークの沈着を助長しないよう次の点に配慮する．

(1) 義歯の構成をできるだけ単純にし，術後の口腔清掃をしやすくする．
　　プラークが沈着しても容易に除去できるようにする．
(2) 残存歯の辺縁歯肉はできるだけ覆わないようにする．
　　残存歯歯頸部付近の辺縁歯肉は機械的，細菌的刺激に鋭敏に反応して炎症を起こしやすいので，開放した状態にしておく（図3-3）．

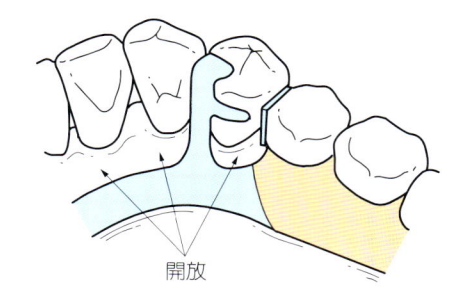

図 3-3
辺縁歯肉はできるだけ被覆しないようにする.

(3) 義歯にはプラークが沈着しにくい材料を使用する.
　　レジンは吸水性が少ないものを選び，金属は表面が滑沢な状態が望ましい．残存歯の歯面や辺縁歯肉に接触する義歯部分には金属を用いるようにする．

3．破損への対応

　義歯使用時に破損したり，容易に摩耗したりしないことが重要である．義歯装着後，不使用となる原因の最も多くは破損である．力のかかり方を検討し，適切な材料の選択と加工法を考慮する必要がある（図3-4）．
(1) 強靱な材料を用いる．
　　レジン床よりも金属床のほうが優れているが，摩耗や破損しにくいものを選ぶ．人工歯には耐摩耗性があり，破折しにくいものを選ぶ．
(2) 材料の強度を考慮した設計をする．
　　レジン，金属とも必要十分な厚さ，量を付与する．
(3) 材料の適切な加工法を用いる．
　　レジンの不十分な重合や金属鋳造の鋳巣の発生を避ける．

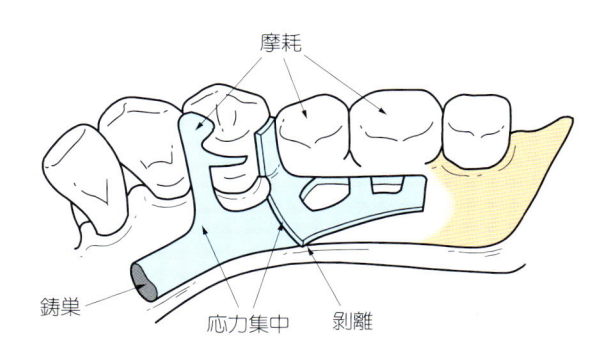

図 3-4
義歯の破損や摩耗はできるだけ避けるよう義歯製作時に検討する．

(4) 応力集中が生じない設計にする．
　　クラスプ，大連結子などでは厚さ，幅の急激な変化や鋭角的な彎曲は避ける．
(5) 材料間の結合を強化する．
　　機械的な結合に化学的な結合を加える．レジンには金属接着性のあるものを用いる．

4．生体変化への追従性

　義歯を負担する生体組織は経時的に変化する．とくに顎骨は歯が失われると急速に吸収が起こり変化し，そうした状態は半年くらいまで徐々に緩やかに続く．その後変化はさらに緩慢になりつつ長期間にわたり継続する．顎堤はそれに伴って形態が変化するので，最初は適合がよかった義歯が次第に不適合になり，動揺したり，離脱しやすくなったりする．そうした状態に対応するためには，時折，義歯の粘膜面を修正する必要がある．そのような義歯の改造ができるよう最初に設計の時点で考えておく．

　残存歯は義歯装着後，カリエスや歯周疾患によって失われることがある．そうした歯の欠損に対してもその義歯を改造して使用できるのが望ましい．

　長く使用してきた義歯は人工臓器として生体になじんでいるので，生体変化によって欠けたり，不足した分を補修してさらに使用できるようにあらかじめ設計しておくことが大切である．

〈レジン床義歯に対する考え方〉

　先に触れたように，本書ではワンピース・キャスト（一塊鋳造）によるいわゆる金属床義歯を主として述べている．それはパーシャルデンチャーの要件を実現するのに最も適しているからである．しかし，実際の臨床では主に経済的な理由からレジン床義歯が使われることが多い．

　レジン床義歯でも設計の考え方や手順は金属床義歯の場合とまったく同じである．ただ，構造的に大連結子がレジンになるので，それに付随するレストやクラスプなどの材料や製作法が変わってくるが，設計そのものには違いがない．大連結子の部分がレジンになることで強靱さが劣る，吸水性により汚染しやすいなどの弱点があるが，十分な太さの補強線を用いる，レジンに埋設する金属部分には金属接着性レジンを塗布して接続を強固にする，レジン部分が残存歯や辺縁歯肉にできるだけ触れないようにするなどの配慮をすれば金属床義歯に十分匹敵する優れたレジン床義歯が得られるのである．

Chapter 4 基本的な設計の手順と具体的方法

A. 基本的な設計の手順

パーシャルデンチャーの設計上の要件のうち，とくに義歯の動揺の最小化を実現するため，次のような一定の手順に従って設計を行う．

① レスト
② 義歯床
③ 小連結子，隣接面板
④ 大連結子
⑤ 支台装置

これをみると，義歯の支持，把持，維持をおもに担っている構成要素の順に並んでいることがわかる．義歯には種々な方向からの力が作用するが，上方からの力つまり咬合による力が最も大きく，これについての対応がまず第一で，次いで側方からの力，そして下方からの離脱力への対応の順になっている．

まずレストの設置位置を決める．レストは歯に関する支持要素としてきわめて重要である．欠損部に対する配置，数，形によって歯根膜への力の配分が変わるので，最初にこれを決めておく（**図 4-1**）．

次に義歯床の外形を設定する．義歯床は顎堤粘膜に関する支持要素，また把持要素としても重要である．人工歯を介して咬合圧を負担する，機能時の義歯の動揺を抑制する，また同時に欠損部顎堤の形態を回復する，など

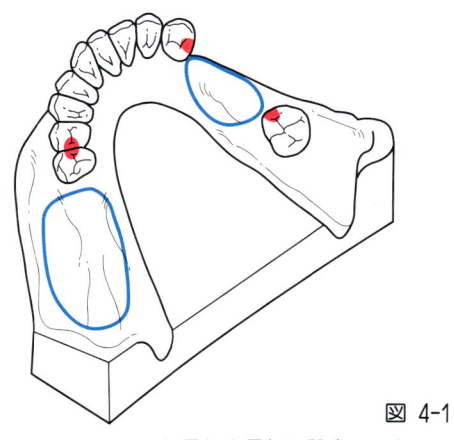

図 4-1
レストを最初に設定し，次いで義歯床の範囲を設定する．

に必要十分な範囲を設定する．

　これらの設定によって義歯の支持はほぼ得られることになる．

　小連結子，隣接面板を設定する．これらは義歯の把持に関わる要素である（図4-2）．小連結子はこの段階ではレストの床あるいは大連結子との連結部分として決められるが，後に維持装置の設定に伴ってさらに追加設定される．隣接面板は義歯床が残存歯に隣接する部分に設定される．いずれも歯の軸面に接することによって把持の効果と同時に義歯の着脱時のガイドとして働くものである．

　そして大連結子を決める．設置部位，形態などによって義歯の動揺の抑制つまり支持や把持による安定の効果がある．さらに大連結子が顎粘膜を広く覆うものでは維持の効果も出てくる（図4-3）．

　ここまでの設計によって義歯の支持，把持，そして維持についてもある程度は確保されるようになる．そこで最後に義歯の動揺や維持力の不足に対して支台装置を設計する（図4-4）．つまり，①〜④で義歯の機能時の動揺をほとんど抑え，残りのわずかな分を支台装置で抑制しようとする考え方である．義歯の維持を専ら支台装置に頼るというものではない．

　なお，③小連結子，隣接面板の設計を④大連結子の設計と入れ替えて行ってもよい．

　設計は石膏模型上で行うが，次のような表示の仕方をする．

```
金属部分 ──────────── 赤線
レジン部分 ─────────── 青線
ブロックアウトが必要な部分 ── 黒網目
リリーフが必要な部分 ────── 黒斜線
```

　技工依頼書などの図にも明確に記載し，必要に応じて説明を加える．

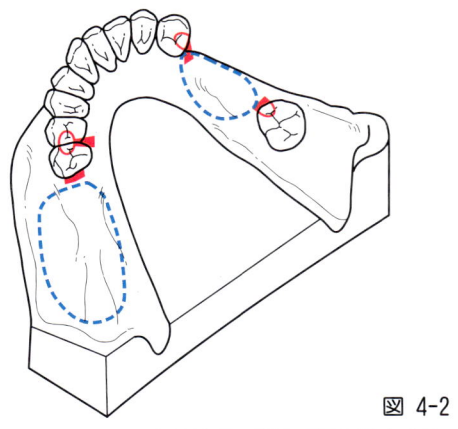

図 4-2
小連結子，隣接面板を設定する．

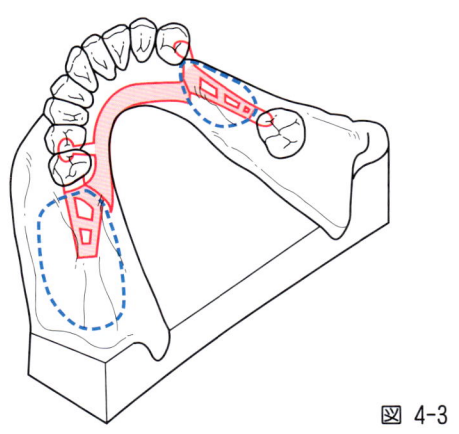

図 4-3
大連結子およびレジン維持格子を設定する．

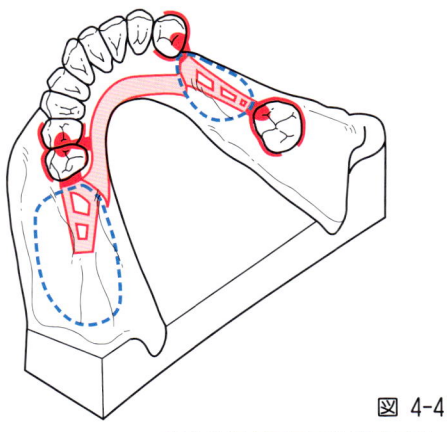

図 4-4
支台装置クラスプを設定する．

B. 構成要素ごとの設計の仕方

ここでは設計の手順に従ってレストから支台装置まで，それぞれの基本的な設計の仕方を説明する．次いで具体的な方法を理解するため，例題として歯列図上で各設計例を提示することにした．

1. レスト

レストは義歯床とともに咬合の支持に働くものである．義歯には種々な方向からさまざまな大きさの力が作用するが，咬合面に作用する上方からの咬合圧が最も大きい．義歯がこの咬合圧に対抗して沈下したりせずに十分な咬合機能を発揮するには，レストを適切に設置することが大切である．

レストには設置される歯の部位によって咬合面レスト，舌面レストあるいは基底結節レスト，切縁レストなどがある（**図4-5**）．

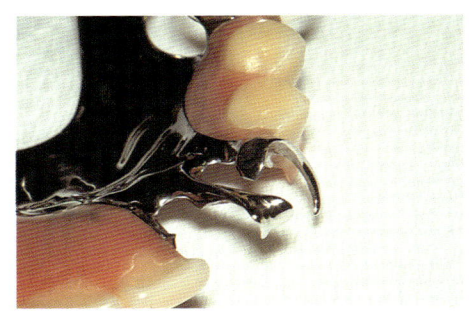

a：犬歯の舌面レスト，側切歯と犬歯の切縁レスト　　　b：口腔内の状態

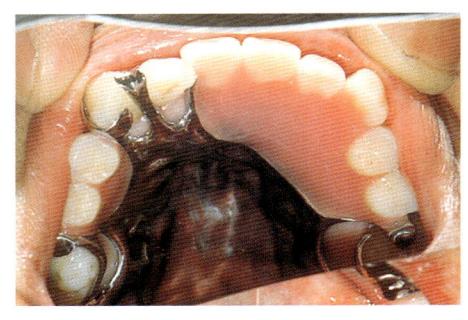

図4-5　舌面レストと切縁レスト

レストは金属床義歯の場合にはメタルフレームの一部として鋳造して作られるが，レジン床義歯の場合には単独あるいはクラスプと一緒に，鋳造あるいはレスト線の屈曲によって作られる．レストの効果を十分に発揮させるには支台歯への適合をよくすることが重要であり，その点で鋳造によって製作するのが望ましい．

1）レストの働き

(1) 義歯に加わった咬合圧を支台歯に伝達する．
　　咬合圧が支台歯に伝達されると，その歯根膜や歯槽骨が抵抗するが，その際に歯根膜内の感覚受容器が刺激され，反射的に筋の張力が制御される．
(2) 義歯の沈下を防止する．
　　レストによって義歯は支台歯で支持される．レストがないと義歯は沈下して床下組織が圧迫され，痛みが生じたり，顎骨が徐々に吸収され変化する．
(3) クラスプを定位置に保持する．
　　クラスプは沈下方向への抵抗，つまり支持機能が十分でないのでレストによりこれを補う．レストがないとクラスプは設計された位置からずれて正しく機能しなくなる．
(4) 義歯の動揺を抑制する．
　　遊離端義歯などで機能時にその一端が浮き上がり離脱しそうになったとき，間接支台装置としてこれを防止する．また，幅広いレストは義歯の横揺れ防止に役立つ．
(5) 食片圧入を防止する．
　　義歯とその隣接する歯との間にはわずかに隙間ができるが，レストはこれを上から塞ぐことになるのでそこに食片が入りにくくなる．実際にかなり効果がある．
(6) 咬合接触関係を改善する．
　　支台歯に咬合接触がない場合，大きな咬合面レストを設置することによって対合接触を与えることができる．

2）咬合面レストの位置と維持歯への力の加わり方

咬合面レストは支台歯の咬合面上で近心部あるいは遠心部に設置されるが，力の作用点が歯軸からずれるため歯を傾斜させるようなモーメントが生じる（図4-6）．

(1) 欠損側に設置した場合
　　支台歯に力を伝達するには有利．遊離端義歯では支台歯を欠損側に傾斜させるおそれがある．中間義歯ではそうした問題は起こりにくい．

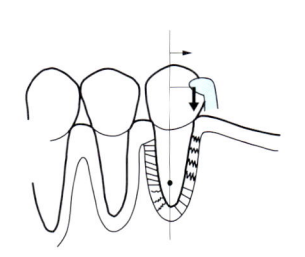

a：欠損側に設けた場合　　b：非欠損側に設けた場合　　c：両側に設けた場合

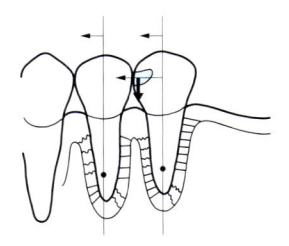

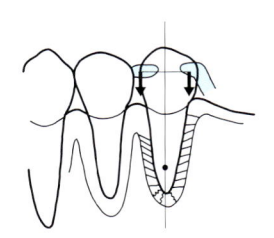

図 4-6　レストの設置位置と支台歯への力の加わり方

(2) 非欠損側に設置した場合

支台歯を非欠損側に傾斜させる力が働くが，隣接歯があればそれに支えられるため，傾斜は起こりにくい．よって遊離端義歯によく用いられる．支台歯の負担は欠損側に設置した場合よりも多少とも軽減される．

(3) 近遠心両側に設置した場合

近遠心両側に同時に加重された場合には，歯軸方向に力が作用すると考えられる．よって孤立歯によく用いられる．しかし，実際には強い力がかかる側のレストが働き，他方のレストは浮き上がる傾向がある．これをできるだけ防ぐため，レストの立ち上がりの部分，つまり小連結子を歯の軸面に接触させるようにする．

3）レストによる力の配分

レストにより支台歯に伝達される力の量は，レストが床に近いほうが大きく，遠くなるほど小さくなる．遊離端義歯でみると，非欠損側レストのほうが欠損側レストよりも支台歯に作用する力は小さくなる（図4-7）．つまり，その分だけ床下組織の負担が増えることになる．ただし，実際に欠損部が大きく床が長い場合にはこの差はほとんどなくなる．

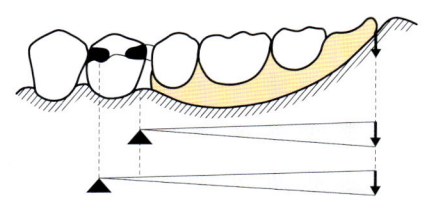

図 4-7 レストによる力の配分

4）レストの位置と床下組織に加わる力の方向

遊離端義歯では床の遠心端は咬合圧によって上下に動く．その際，欠損側レストの場合には支台歯の歯頸部に近い床縁部の動きはやや水平的となるが，非欠損側レストの場合にはこの部は垂直的に動く（図4-8）．この傾向は床が短い場合にみられる．床下組織の歯頸部に近い顎堤粘膜は，水平的な力に鋭敏に反応するといわれているので，この部はできるだけ水平的な力が加わらないようにするのがよい．

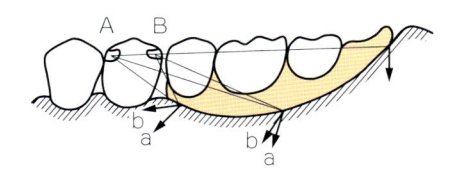

図 4-8 レストの位置と床下組織に加わる圧の方向

5）レストシート

これはレストを効果的に働かせるために支台歯のレストを設置する部分に設けるへこみで，歯質をわずかに削除して形成する．削除は天然歯ではエナメル質の範囲内とする．
レストの厚みは金属の強度によるが，通常約1mmである．レストシートはその分だけ

エナメル質内に形成されなければならないが，できないときには対合歯の接触部分を削除するか，支台歯を部分的に歯冠修復して，そこにレストシートを設ける．いずれにせよ，早期接触が生じないよう十分注意する．

6）レストの設計

（1）欠損型によるレストの配置

(1) 中間欠損の場合

レストは支台歯の欠損側でも非欠損側でも使用可能だが，第一選択は欠損側．非欠損側にした場合には支台歯の負担は軽減されるが，義歯と支台歯の間に食片圧入が生じることに留意する．

(2) 遊離端義歯の場合

第一選択として支台歯の非欠損側．第二選択として欠損側．ただし，欠損部が長い場合にはどちらでもよい．非欠損側の場合には食片圧入に留意する．

（2）レストの配置の原則

(1) 咬合圧に対して義歯を十分支持できるようにレストを配置する（支持）．

レストを結んだ線（レスト間線）で囲まれる範囲が大きいほうが有利．

(2) 義歯の予想される動きをできるだけ止めるように配置する（安定）．

レスト間線が1本ではそれを軸として義歯は回転するので，それを止めるように別にレストなど（間接支台装置）を設ける．すると，レスト間線は3本となり，義歯は動きにくくなる．

（3）レストの設計

レストの設計の仕方を具体的に例題について説明する（**図4-9，10**）．

中 間 義 歯

中間義歯ではレストは欠損側に設置することを第一に考える．対合歯との咬合関係などから欠損側に設置しにくい場合には，非欠損側に設置するようにする．その場合，支台歯との間隙に対する配慮が必要となる．

例 1　 6 5 4｜欠損

臼歯部1，2歯欠損では固定性ブリッジが適応されるが，3歯欠損になると欠損部の大きさや対合歯の関係から，一般に可撤性のパーシャルデンチャーが用いられる．レストは欠損側に隣接する 7 3｜に設置されることになるが，3｜には舌面つまり基底結節レストが用いられる．歯面が斜面をなしているのでレストシートは適切に形成されなければならない．上顎では，咬耗していてレストシートの形成ができない場合が少なくない．欠損側切縁隅角部にレストシートを形成して，鋳造による切縁レストを設置するのが効果的である．

18　基 礎 編

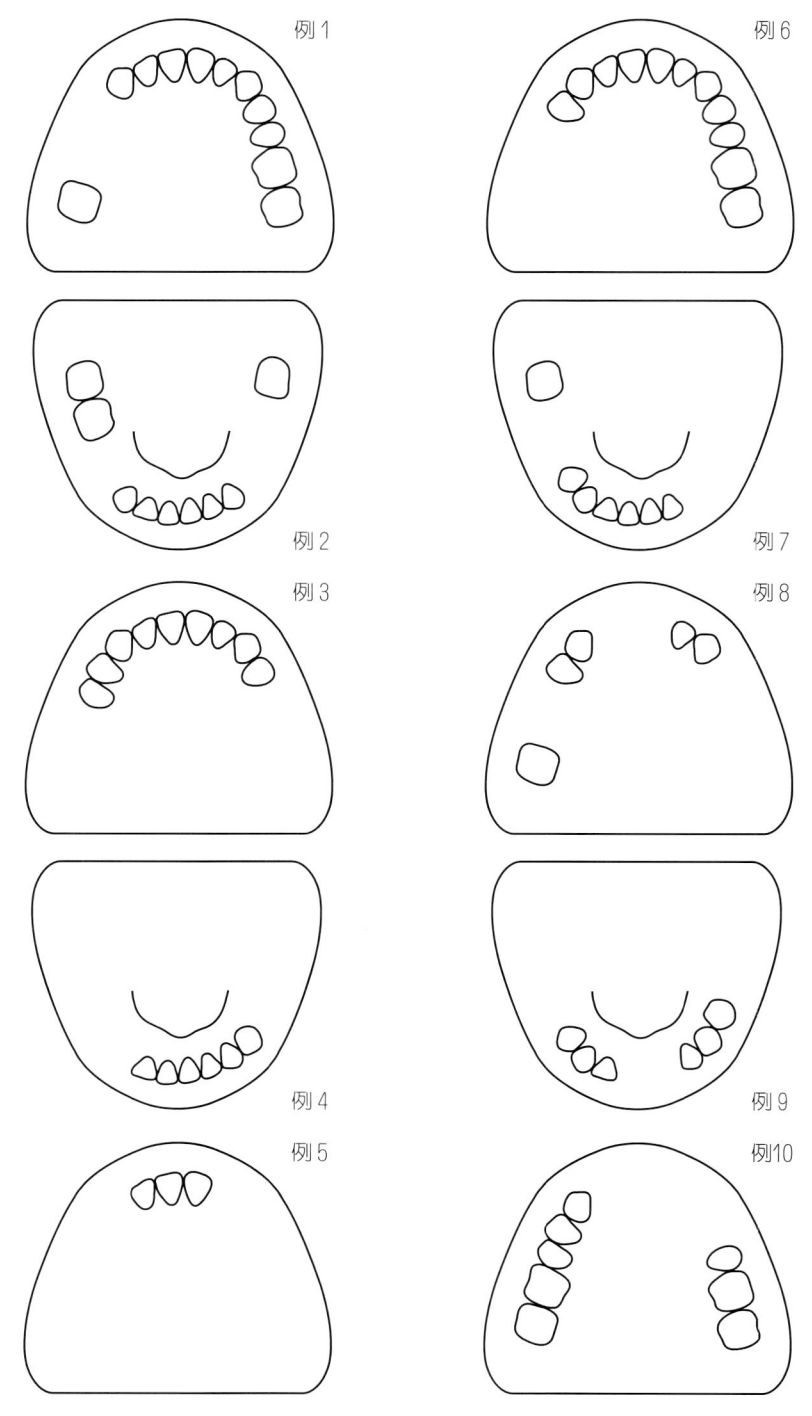

図 4-9　例題

例1，2：中間義歯（KennedyⅢ級）　　　例7〜9：複合義歯（KennedyⅠ，Ⅱ級）
例3〜6：遊離端義歯（KennedyⅠ，Ⅱ級）　例10：前歯義歯（KennedyⅣ級）

4. 基本的な設計の手順と具体的方法　19

レスト間線は1本なので義歯はこれを軸としてローリングする可能性がある．義歯が小さければ支台装置と床の適合によってこれを防ぐことができる．しかし，本例のように欠損部が大きいと義歯は機能時に動揺しやすくなる．これを防ぐため，歯列の反対側に間接支台装置としてレストを設ける．これによってレスト間線は3本になり，義歯は安定する．なお，レスト間線が増えてもそれによって囲まれる範囲が小さいと効果がない．

例 2　$\overline{5\ 4|4\ 5\ 6}$ 欠損

前例 $\overline{6\ 5\ 4|}$ 片側性欠損の場合と同様レストは欠損側に設置される．通常，左右の床部分は連結されるので，レスト間線を結ぶと四角形になり義歯の安定はよい．

遊離端義歯

遊離端義歯ではレストは欠損部に隣接する支台歯の非欠損側に設置することを第一の選択とする．ただし，床が長い場合には欠損部に設けても効果としては大差がない．非欠損側にレストを置く場合には，床の支台歯との隣接部にはできれば隣接面板を設ける．

例 3　$\overline{7\ 6|5\ 6\ 7}$ 欠損

本例ではレストは $\overline{5|4}$ の近心部に設置するが，支台歯の負担を軽減するため各隣接歯にも設ける．両側性遊離端義歯では床が両側にあるため，左右への動きはほとんど起きないが，義歯の遠心端は左右の支台歯を通るレスト間線を軸として回転し，浮き上がろうとする．これを防止するため，これから離れた $\underline{3|}$ 辺りに間接支台装置としてのレストを置く．床遠心端の上方への動きに対してはレスト間線より離れた部にレストを設けると，レスト間線は3あるいは4本になり，義歯は安定する．

なお，床の下方への動きは顎堤などの支持によって防止する．

例 4　$\overline{7-3|5\ 6\ 7}$ 欠損

レストは原則的には $\overline{2|4}$ の近心部に設けることになるが，右側は欠損部が大きく顎堤による支持があるので $\overline{2|}$ は欠損側に設けても大差はない．しかし，$\overline{2|}$ の切縁の近遠心隅角にレストを設置しても十分な支持は得られず，負担過重にもなることから，外観が許す限り他の歯の切縁にもレストを設ける．レスト間線は1本に近い状態であるが，おもに床による間接的な維持作用に期待する．

同様の欠損が上顎にある場合には口蓋に床を大きくできるので問題は少ない．

例 5　$\overline{7-3|2-7}$ 欠損

3歯のみ残存でいずれも支持能力は小さい．両側が遊離端欠損なので原則からすると第一選択は $\overline{2|1}$ の近心にレストとなるが，床は遠心端までが長いのでレストは $\overline{2|1}$ 遠心側でも変わらない．$\overline{1|1}$ の近心レストは外観上好ましくない．よって，$\overline{2|}$ には近遠心に，$\overline{1|1}$ には遠心に切縁レストを設置する．$\overline{2|1}$ の遠心レストはそれぞれの隅角部を包むような形にすると，それだけで支持と同時に把持の効果も出てくる．

20　基　礎　編

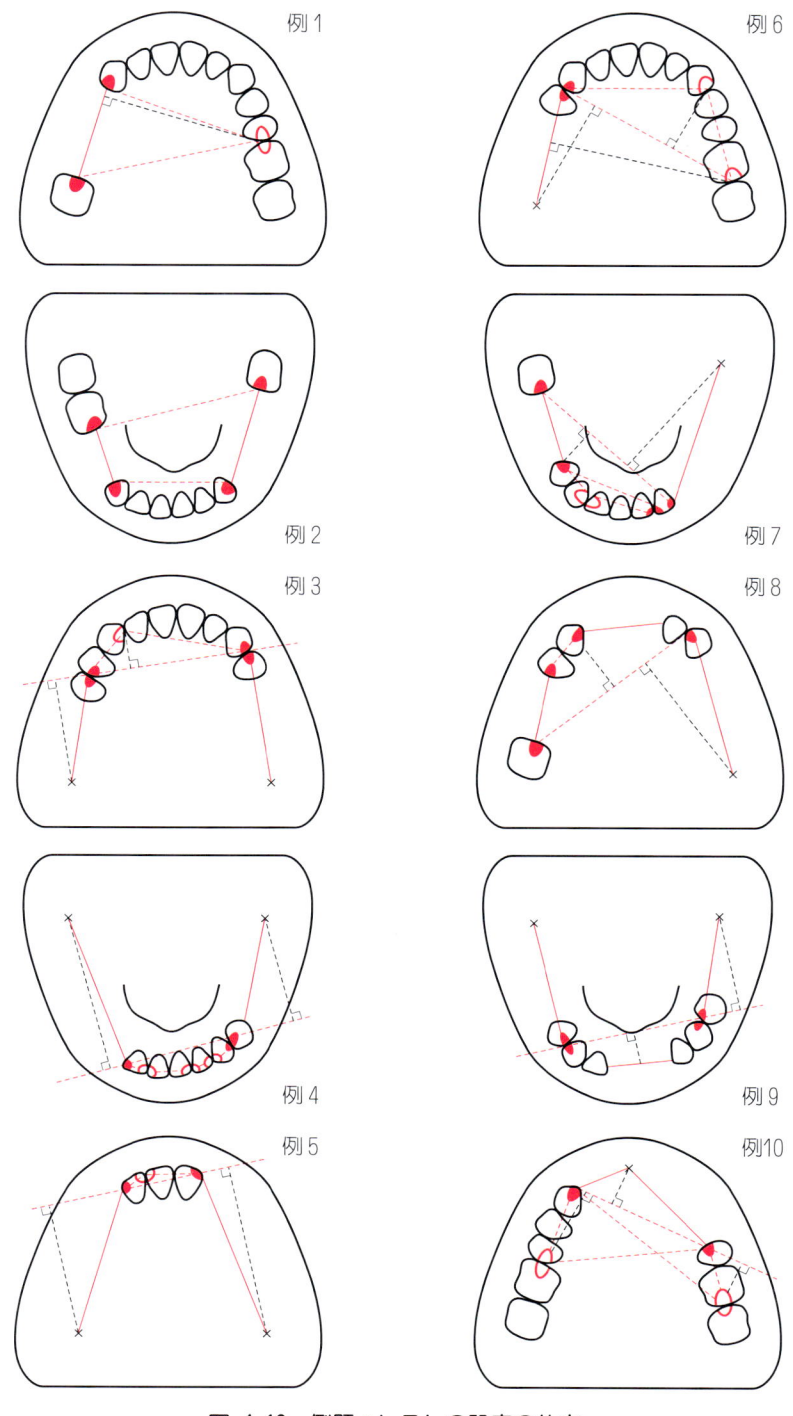

図 4-10　例題：レストの設定の仕方
●：直接支台装置　　○：間接支台装置

例 6　7̄ 6̄ 5̄|欠損

　一般に片側性遊離端義歯ではレストは支台歯の非欠損側にまず設置すると考えられるが，これだけでは義歯はこの点を中心にかなり自由に動くことになる．これを防ぐため同側の歯列内のどこかに第一の間接支台装置としてのレストを設ける．これによってレスト間線が1本でき，義歯の遠心端の上方，側方の動きはある程度抑制される．しかし，これを軸とするローリングは避けられない．これを止めるためには，両側性欠損の場合のように，レスト間線から離れた部位に第二の間接支台装置としてのレストを設ける必要がある．

　7̄ 6̄|欠損の場合を考えると，レストは5̄|の近心部，つまり非欠損側に設けられる．次に4̄|あるいは3̄|に第一の間接支台装置に当たるレストを設ける．これでレスト間線ができ，義歯の遠心端は浮き上がりにくくなり，左右の動きも少なくなるが，レスト間線を軸とする動揺は残る．しかし，7̄ 6̄|欠損程度で顎堤が十分で支台装置が強固であれば，この動揺は少ないので片側で処理するのが一般的である．間接支台装置のレストの位置はできるだけ直接支台装置のレストから離すように配慮する．そのため，5̄|の遠心，つまり欠損側に直接支台装置のレストを置き，間接支台装置のレストは4̄ 3̄|に設けて距離を開ける設計がよく行われる．

　本例で4̄|のレストを近心に置くと，第一の間接支台装置を3̄|の近心に設けてもこれでは近すぎて効果がない．さらに，4̄|単独では負担過重になるおそれがある．よって，4̄ 3̄|間にレストを設置する．義歯の遠心端はこの点を中心として大きく動くことになる．そこで，まず，第一の間接支台装置としてのレストを4̄|のレストと義歯の遠心端を結ぶ線から離れた部位，つまり反対側の|6̄に設置する．これによって側方および顎堤上でのローリングが阻止できる．しかし，4̄|6̄を軸とした回転が生じるので，これより離れた|3̄に第二の間接支台装置を設けてこれを防止する．

　なお，上顎第一小臼歯の近心辺縁隆線には下顎の対合歯咬頭が嵌合していることがある．側方運動や後方運動時に干渉しないようにするため，レストを欠損側，遠心部に移すことがある．

　7̄ 6̄ 5̄|欠損部が小さかったり，対合歯が義歯の場合には，7̄ 6̄|欠損の場合と同様に片側性の設計にすることもある．原則的には2歯欠損では，片側で処理するが，3歯欠損では状況によって片側性あるいは両側性の設計になる．

複 合 義 歯

例 7　|6̄ 5̄|3̄－7̄ 欠損

　歯列の中間部と遠心端部に欠損のある場合の複合義歯でも，レストの設置はこれまでの中間義歯，遊離端義歯とまったく同じ考え方で行われる．|3̄－7̄の遊離端欠損部に対しては第一選択として|2̄の近心部にレストを設けるところであるが，|2̄単独では支持が不十分であり負担過重にもなることから，ひとまず|2̄の近遠心と

22　基　礎　編

|1 の遠心に切縁レストを考えてみる．6 5| 欠損部には通法通り欠損側にレストを設けるが，これによってレスト間線を描くと三角形になる．よって，|3－7 の遊離端部の動きは大体阻止されることになる．しかし，|1 2 の支持が 7 4| に比べて不十分であるとすれば，|3 2 にレストを置いて補強することも考えられる．

例 8　　6 5 2 1|1 4 5 6 7 欠損

原則に従うと，|4－7 の遊離端欠損部に対しては|3 の非欠損側に，6 5| の中間欠損には 7 4| の欠損側，2 1|1 欠損には 3|2 の欠損側にレストを設置することになるが，|2 にレストを設けなくても|3 の非欠損側のレストで 2 1|1 の支持も得られるだろう．しかし，支持を強化するとすれば|2 の遠心にもレストを設置するか，|3 の近遠心にレストを置くことも考えられる．3| のレストは，|4 だけで 6 5| および 2 1|1 の支持を図るのは不十分とみられるので必要であろう．いずれにせよ，|4－7 遠心端の動きは 7|3 レスト間線に対する 4 3|レストによって阻止される．

例 9　　7 6 5 1|1 2 6 7 欠損

レストは 4 3|と |4 5 の隣接部に設置．義歯はこのレスト間線を軸として回転しようとしても，本例では切歯部に欠損があるためここに設けられる床により回転できない．

前　歯　義　歯

例 10　　2 1|1－4 欠損

2 1|1 2 欠損などでは，臼歯部の中間義歯の場合と同様，欠損部に隣接する 3|3 の欠損側の舌面にレストを設けることになる．レスト間線が1本なので，義歯は前後的に不安定である．欠損部が小さく，咬合力があまりかからない場合には，舌側の床によって動揺を防ぐことは可能である．

本例では原則的に 3|5 の欠損側にレストを設けることになる．

欠損部が大きくなると，前歯部はアーチ状を呈するのでレスト間線から離れた部分は臼歯部の遊離端義歯の場合と同様にレスト間線を軸として回転する傾向がある．とくに犬歯部は運動のガイドになることが多いので，レスト間線が1本では義歯はかなり不安定になる．よって，遊離端義歯の場合と同様に，欠損部から離れた部に間接支台装置を設ける必要がある．

なお，7＋7 欠損で 8|8 のみ残存の場合については，残存歯が仮想咬合平面から挺出していることもなく支台歯として使用可能であれば，これに支台装置を設けるのは義歯の安定にとってきわめて有利である．そこで，レストなしでクラスプのみ設置している例をしばしばみることがある．義歯が咬合圧を受けたときレストがあると強い力が支台歯に加わるので，これを避けるためクラスプだけを緩くかけておくというものである．しかし，クラスプの効果を考えるとレストは必要である．

レストはクラスプの適正な位置を保つのに重要で，レストがなければ義歯がわずかに沈下するとクラスプの支台歯に対する位置関係が変わり，不適当な側方力が加

わるようになってかえって支台歯を動揺させることになる．

2．義　歯　床

　義歯床は欠損部顎堤やそれに関連した領域を覆う部分で，人工歯が受けた咬合圧やその他からの力を床下組織に伝達したり，義歯の沈下を防ぐなどレストとともに義歯の支持に大きく関与する．さらに，床下組織への適合によって維持，把持にも働く．また，顎堤の形態を回復させたり外観の改善にも役立つものである．

1）床外形の設定

(1) 唇，頰，口腔底の可動軟組織に面する部分

　　義歯床は咬合圧を負担してそれに十分耐えられるようにするため，可能な範囲で大きくする．その際に唇，頰それに口腔底の可動軟組織との関係が問題になる．原則として，床はこれらの部分を覆わないので機能印象による模型面にこれらが明確に表されている必要がある．つまり，可動部分と非可動部分との境界が溝状に表されていなければならない．床の外形はこの溝のわずか非可動部分寄りに決められる．

　　なお，顎堤の唇，頰側や舌側にアンダーカットがあり，規定の部位まで床辺縁を延ばせないことがある．そのときにはアンダーカットにかからない範囲に辺縁を止める．ただし，前歯部唇側でそのようにすると外観上好ましくない場合には，アンダーカット部分をブロックアウトして床辺縁を可動部分との境界部付近にまで延長する．

(2) 口蓋側部分

　　上顎義歯の場合，床の口蓋側の範囲は顎堤の吸収変化がみられる部分までを一応の目安とするが，さらに人工歯を排列したときのその歯頸部から人工歯槽堤部をなめらかな斜面で口蓋粘膜に移行するようにしたときの終末部とする．

(3) 残存歯に近接する部分

　　残存歯の辺縁歯肉は床で覆わないようにする．欠損部に隣接する歯については，義歯の装着方向とその歯の隣接面の豊隆度により異なるが，顎堤に描かれたサベイラインが歯頸部に近接するような場合，床外形線は歯頸部より1mm以上離すようにする．実際には，この部分はレストやクラスプの小連結子あるいは隣接面板などの金属部分になることが多い．

(4) 床の後縁部分

　　遊離端義歯の床後縁は全部床義歯の場合と同様，上顎結節あるいは下顎臼後結節（臼後三角）を覆うのが原則である．結節を覆うと義歯の支持や安定がよくなる．しかし，対顎の最後臼歯が挺出したり遠心に位置していたりすると，上下的な間隙が少なくて

24 基礎編

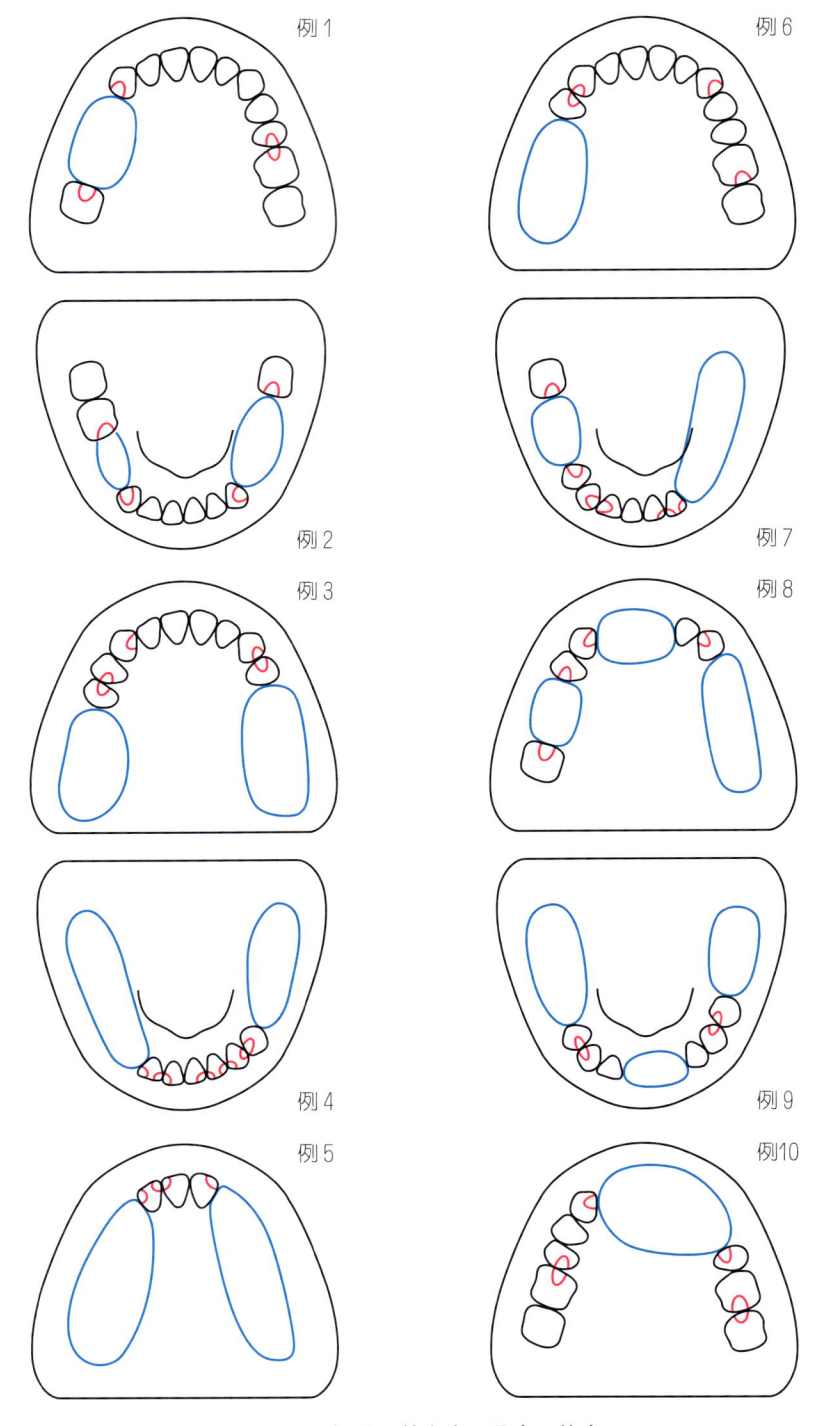

図 4-11 例題：義歯床の設定の仕方

床を結節部まで延ばせないことがある．そのときには可能な範囲までとする．

2）床の設計

（1）床の外形線の描き方

床の外形線は，欠損部顎堤の吸収変化した部分の外形を基本として，さらに人工歯を支えて咬合圧を受けるのに十分な範囲である．

模型を咬合面方向からみた場合，床外形線は楕円形かその変形である．

（2）床の設計

床外形の設計の仕方を例題について説明する（図4-11）．

中間義歯

例 1

歯根膜支持型義歯の典型．支持はおもにレストを介して支台歯に頼っている．$\underline{6\ 5|}$ などの小欠損では床は欠損部の形態回復に必要な程度でかなり小さくできるが，欠損部が大きくなると床は広くして，支持，把持の効果を図る必要がある．

例 2

それぞれの欠損部についてさきに述べた床外形の決定方法に従って床の範囲を決め，外形線を描く．左右は連結することになるが，金属床義歯ではこの部分は大連結子としてのバーあるいはプレートになる．床の舌側部分を金属にする方法もある．レジン床義歯の場合にはプレートと同様の外形になる（大連結子の項を参照）．

遊離端義歯

例 3

左右別個に床外形を決める．頬小帯部分は可動部にかからないように留意する．左右の床は連結することになるが，金属床義歯では大連結子としてバーあるいはプレートが用いられる．レジン床義歯の場合にはプレートとほぼ同様の外形になる．

例 4

下顎の遊離端義歯の床は支持と同時に把持，維持の効果も期待されるのでできるだけ広くとりたい．とくに本例のように臼歯がほとんど失われ，切歯が支台歯となっている状態では，頬小帯などの可動部にかからない範囲で広く設定する．左右の床は金属床義歯ではバーあるいはプレートで連結されるが，レジン床ではその部分はレジンでプレート状になる．

例 5

欠損部分が大きいが，それぞれの欠損部について床外形を決める．とくに口蓋部

分の外形線は人工歯歯頸部からなめらかな歯槽堤形態が得られるような位置に，また後縁はできれば上顎結節を覆うように留意する．

例 6

例3,5と同様に床の外形を描く．もし片側性の設計をする場合には床の安定をよくするため，口蓋側を広めにする．

複合義歯

例 7

中間義歯，遊離端義歯のそれぞれの床外形の設定方法をそのまま適用する．

例 8

中間義歯，遊離端義歯，前歯義歯の場合の床外形の設定方法を適用する．前歯部では歯頸部からの歯槽堤形態が舌感や発音に関係するので，口蓋側の外形線の位置はあまり前寄りにならないよう留意する．それぞれは大連結子で連結することになるが，レジン床義歯ではプレートとほぼ同様の外形になる．

例 9

前歯部の唇側および舌側の床外形線は，可動範囲にかからないよう留意する．唇側の外形線は顎堤にアンダーカットがある場合には，その上縁までとするが，外観によっては可動部との境界付近にまで延長する．

前歯義歯

例 10

唇側の外形線は顎堤にアンダーカットがある場合には顎堤頂に近いところに置くか，外観によってはアンダーカット部分をブロックアウトして延長するかである．口蓋側は前述の設定方法に従って外形を決めるが，正中部では舌感に配慮して外形線は斜めにならないようにする．

3．小連結子と隣接面板

小連結子はレストやクラスプなどを大連結子や床に連結する金属部分で，いわゆる立ち上がりと呼ばれる部分である．

隣接面板は支台歯の欠損側隣接面に対面するように義歯に設けられた金属の板状構造物である（図4-12）．

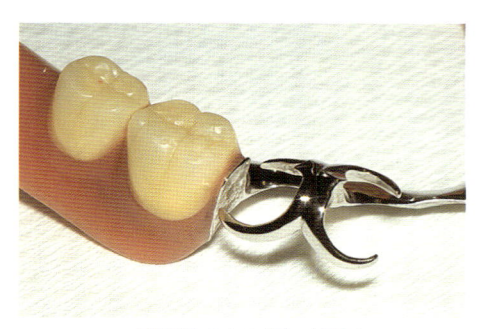

a：双子鉤の支台歯に対面するように設けられた隣接面板

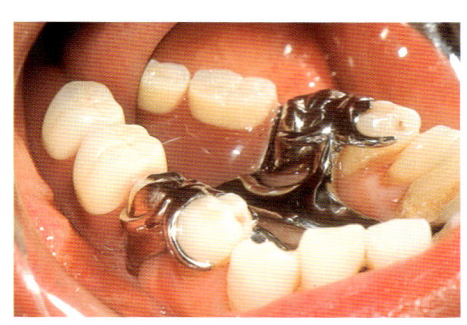

b：口腔内の状態

図 4-12　隣接面板

1）働　　き

（1）小連結子の働き

　　小連結子のおもな役割はレストやクラスプなどを床や大連結子と連結することであるが，付随的な働きとしては，支台歯の軸面に接触することによって義歯の動揺に対する把持の効果である．

（2）隣接面板の働き

　　本来，隣接面板は，支台歯の欠損側隣接面に義歯の着脱方向に沿って形成された面，つまり誘導面に対面させて義歯の着脱を誘導するものであるが，義歯の動揺に抵抗する把持効果もある．しかし，支台歯が人工歯冠であればよいが天然歯の場合には，そうした誘導面の形成はエナメル質の範囲を越えることになり，効果的な誘導面の形成はほとんどできない．

　　しかし，隣接面板の別の効果として隣接歯が天然歯の場合，その隣接面を金属で対面させることになるのでカリエスの予防効果が期待される．支台歯の歯面や辺縁歯肉にはレジンでなく，研磨された金属面で接触させることはカリエスや歯周病の予防の点から望ましい．

2）設　　計

（1）小連結子の設計

　　口蓋側，舌側に設ける場合には，舌感をできるだけ妨げないよう歯間部に設置し，大連結子に対して直角に立ち上げ，辺縁歯肉との接触部分を少なくする．また，小連結子は数を少なくすることも大切で，そのためにレストやクラスプの向きを変更することがある．

（2）隣接面板の設計

　　隣接面板は支台歯の隣接面に接触するような義歯床部分に設置する．前歯部，臼歯部について幅 2〜4 mm 程度で，辺縁隆線よりやや低く設ける．

28　基　礎　編

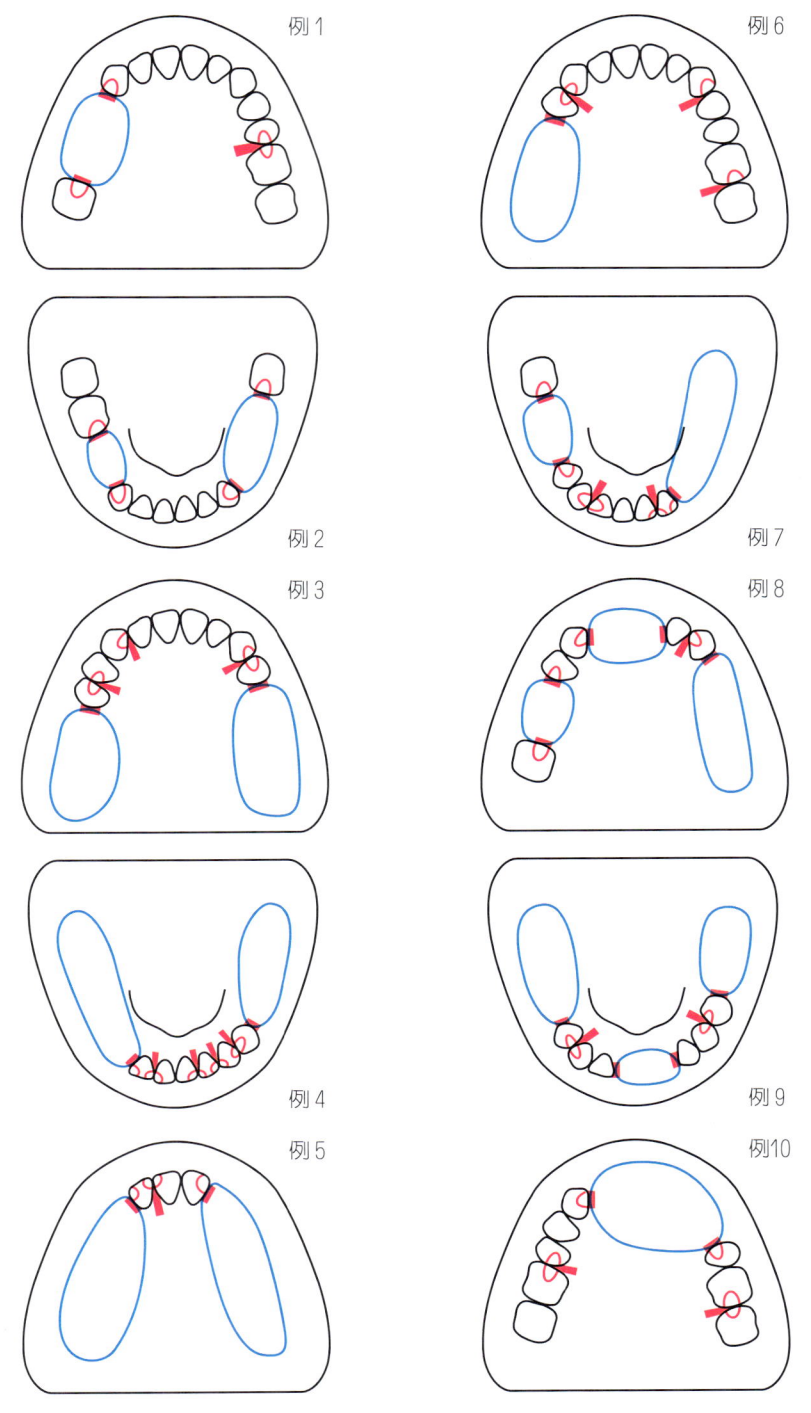

図 4-13　例題：小連結子，隣接面板の設定の仕方

レジン床義歯の場合には，一般に隣接面板は用いられないが，できれば金属板でこのようなものを設けるのがよい．

（3）小連結子と隣接面板の設計

具体的な設計について例題で説明する（図4-13）．

例1，10

欠損部に隣接する部にあるレストを床につなぐ部分，また間接支台装置としてのレストを大連結子につなぐ部分に小連結子が必要である．

例 2

レストを床につなぐ部分に小連結子が必要．この部分は床のなかに埋設されるので隣接部からしかみえない．

例3，4，5，6，9

レストを大連結子につなぐ部分に小連結子，欠損側隣接部に隣接面板が設けられる．

例7，8

レストを床，大連結子につなぐ部分に小連結子，欠損側隣接部に隣接面板が必要．

なお，例4，5，7のように前歯に支持を求めざるを得ない場合，咬合力の負担を分散させるため，レストをほとんどすべての歯に設けることがある．それぞれを小連結子で大連結子に連結しなければならないが，舌感をできるだけ妨げないようにするためレストを舌側でつないで小連結子を減らす配慮も大切である．

4．大連結子

大連結子は歯列内の離れた位置にある床と床や支台装置などとを連結する金属構造物で，バー，プレートなどと呼ばれる．設置する位置や形によって，上顎ではパラタルバー，パラタルプレート，パラタルストラップ，また下顎ではリンガルバー，リンガルプレートなどがある．

1）大連結子の働き

(1) 床や支台装置を連結する．
(2) 床などを連結することによって義歯の安定に役立つ．
(3) 義歯で被覆される粘膜の面積を小さくできるので，口腔の感覚や咀嚼，発音などの機能障害が軽減され，唾液による自浄作用も阻害されにくくなる．

2）バー

バーは鋳造や金属線を屈曲して作られる．鋳造のほうが適合が優れ，義歯の安定にとって有効である．

(1) パラタルバー

設置される位置によって前，中，後，側方パラタルバーなどと呼ばれる．

前パラタルバーは口蓋前方部で切歯乳頭のわずか後方から口蓋窩までの範囲を弓状に走る．異物感を少なくするため，薄く幅広くする．中パラタルバーは両側第二小臼歯間を，また後パラタルバーは両側第二大臼歯間を走る．

後パラタルバーは幅が中央部で4〜5 mm，床との連結部で5〜6 mm，厚さは1〜1.5 mmであるが，中パラタルバーでは幅がこれよりもやや狭い．

側方パラタルバーは口蓋の側方を前後的に走る．単独よりも後パラタルバーと組み合わせた複合パラタルバーとして用いられることが多い．

(2) リンガルバー

下顎舌側歯槽堤粘膜上を横に走るバー．幅は4〜5 mm，厚さは2〜2.5 mmで，上部より下部がやや厚い形をしている（図4-15）．

3）プレート

プレートは鋳造あるいは成形加工などにより作られる．バーに比べて支持，把持，維持の効果に優れている．

パラタルプレートはバーよりも薄く，広く口蓋を覆う．義歯の支持，把持，維持の効果がある．パラタルストラップはバーよりも幅が広く，口蓋中央を横走する．パラタルプレートとして扱われることもある．

リンガルプレートは舌側歯槽堤粘膜および前歯の基底結節などを薄く広く覆って横走する．義歯の支持，把持の効果がある．

4）大連結子の外形の設定

(1) 口腔底の可動粘膜に面する部分
　床外形の場合と同様に設定する．
(2) 残存歯の舌側歯頸部に近い部分
　残存歯の歯頸部辺縁歯肉は刺激に鋭敏に反応して炎症を起こしやすいので，できるだけ覆わないようにする（図4-14）．

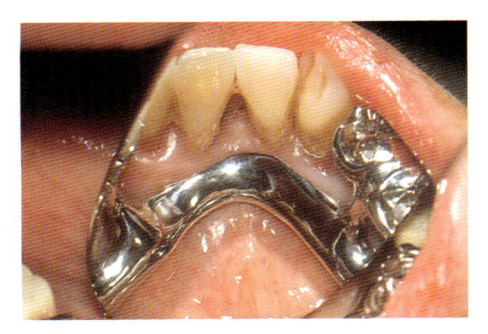

図 4-14　大連結子リンガルバーの口腔内の状態

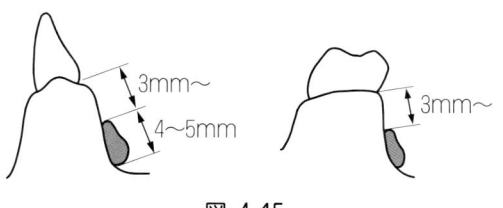

図 4-15
バーの上縁は残存歯歯頸部からできるだけ離す．

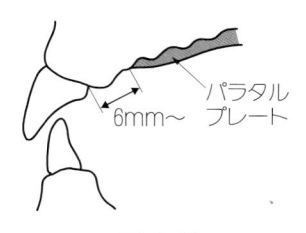

図 4-16
パラタルプレートやバーの前縁は
口蓋皺襞の凹凸にあわせる．

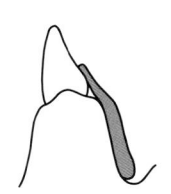

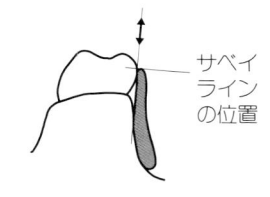

図 4-17
バーの上縁を残存歯歯頸部から十分離せない場合には，前歯では舌面まで，臼歯ではサベイラインのわずか上方の位置まで延長する．

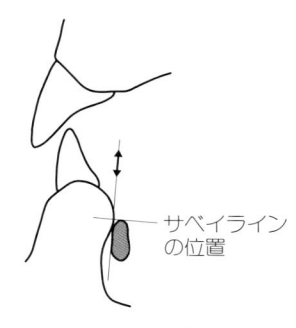

図 4-18
舌側歯槽堤にアンダーカットがある場合，バーの上縁はサベイラインの位置とする．

　上顎口蓋側や下顎舌側では，原則として歯頸部から3mm以上離すようにする（図4-15）．

　上顎前歯部の口蓋側では大連結子の辺縁は歯頸部から離すが，異物感や発音障害をできるだけ少なくするため薄くして，口蓋皺襞のへこんだ部分に沿わせて設定し突出部分に移行させる（図4-16）．

　下顎舌側では，歯槽堤の幅が狭くて大連結子の上縁を残存歯歯頸部から規定通りに離せない場合がある．そのときには前歯部では基底結節を覆う範囲，臼歯部ではサベイラインのわずか上方に辺縁を置く（図4-17）．また，舌側歯槽堤にアンダーカットがある場合には，サベイラインの位置に大連結子の上縁を置く（図4-18）．

(3) 口蓋後方部

　上顎の大連結子で口蓋を広く覆うものでは，後縁部はAh-line付近を目安として義歯の大きさに応じてその前方の適当な位置に設定する．

5）金属床義歯の床外形

金属床義歯の場合の床とは大体，人工歯を保持しているレジン部分を指している．しかし，下顎の金属床義歯では床の舌側の一部を金属で設計することもある．

金属床義歯ではこのレジン部分を保持するためのレジン維持格子が設けられていて，これは大連結子や小連結子などとつながっている．この金属構造全体はメタルフレームと呼ばれている．

床の外形は欠損部の顎堤上にほぼ楕円形に描かれる．頰，唇側部は床の決定で述べたように設定されるが，口蓋側や舌側のレジン部分の外形は金属部分との境界線として円滑な曲線をなしている．この境界線はフィニシングラインまたはフィニッシュラインと呼ばれ，義歯の外側（研磨）面，内側（粘膜）面にあって，それぞれ外側，内側フィニシングラインと呼ばれる（**図 4-19**）．外側フィニシングラインはレジンの歯槽堤部が人工歯の歯頸部から大連結子の面になめらかに移行するような位置に，また内側フィニシングラインは顎堤について顎骨の吸収による形態変化が予想される範囲の外形に沿って設定される．なお，パラタルプレートの外側フィニシングラインの設定は，本来は蠟義歯を作り人工歯排列および歯槽堤の形成を行い，口腔内に試適をして舌感や発音に支障がないことを確かめた後，歯槽堤へ移行する位置を模型上に転写して決める．

レジン維持格子は，上顎では格子状のもの，下顎では梯子状のものが一般に用いられる．それらの頰側あるいは唇側の外形線は顎堤頂より 1 mm 程度外側に設定する．顎堤頂上に設定すると咬合圧によってレジン部分がここから破折しやすくなる．また外側に長くするとレジン部分から金属が透けてみえ，とくに前歯部では外観上好ましくない．

レジン維持格子はレジン内に収まるよう顎堤表面から 0.5 mm 程度浮かせて製作するので，それを安定させるためその先端付近にティッシュストップと呼ばれる顎堤に接する突起を設ける．

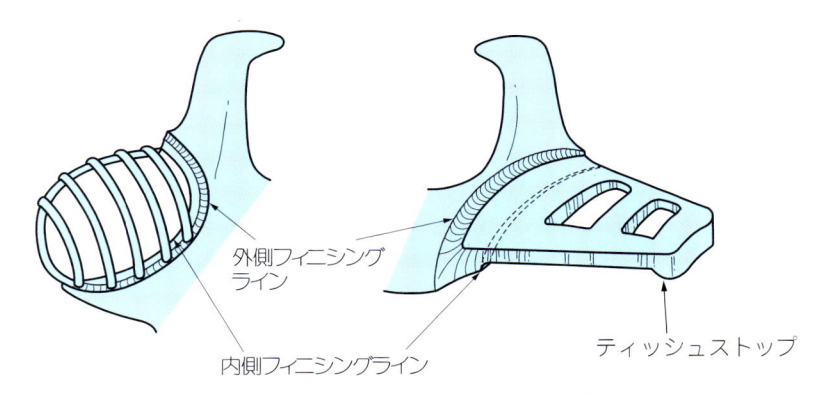

図 4-19 内外側フィニシングラインの位置関係

6）レジン床義歯の床外形

　　レジン床義歯ではこの大連結子の部分はレジンで作られることになる．よって，その外形はここに述べた大連結子，とくにプレートの場合がそのまま適用できる．

7）大連結子の設計

（1）大連結子の選択

　　義歯を装着したことによる口腔内の汚染を防ぐためには，義歯はできるだけ小さくし，被覆する粘膜部分を少なくする必要がある．よって，大連結子を使用するに当たっては，第一にバーを選択したい．ただし，義歯の支持，把持，維持が十分であることが前提である．これらが不十分であればプレートを採用することになる．

　　上顎の場合，欠損部が大きいときにはプレートを用いて支持などに役立てるが，口蓋隆起がある場合にはその部分をリリーフするか，窓を開ける．

　　下顎の場合，バーを第一に選択するが，前歯部歯槽堤の舌側歯頸部から口腔底可動粘膜までの距離が問題になる．バーの上縁は歯頸部から 3 mm 以上は離すとして，バーの幅は金属の強度の点から 4 mm とすると，歯頸部から口腔底可動粘膜までは少なくとも 7 mm は必要になる．そのような症例にはバーが適応となるが，それ以下の場合には不適である．そのような症例に対してはリンガルプレートが用いられることになる．

（2）大連結子の外形線の描き方

　　すでにこの段階ではレストの位置，床の外形，小連結子の位置が決まっているので，それらを結ぶよう大連結子の外形線は大体描けるが，クラスプの配置が決まった段階で小連結子を含めて改めて外形線を描くことになる．

　　なお，外側のフィニシングラインは通常，床との境界として描かれるが，内側のフィニシングラインは描かれないことが多い．描くとしたら予想される顎堤の変化によるが，通常は外側のラインよりも床の 1〜2 mm 内側に表示されることになる．

（3）大連結子の設計

　　大連結子の具体的な設計を例題ごとに説明する（図 4-20）．

例 1

　　右側の床と左側の間接支台装置とを連結するが，この部分は大連結子として中パラタルバーの外形になる．同じ欠損様式で下顎の場合にはリンガルバーあるいはリンガルプレートの外形になる．

例 2

　　両側の床を連結するのにリンガルバーを第一選択とするが，前歯部舌側歯槽堤の幅が狭い場合にはプレートにする．臼歯部の床の舌側部分は本例のように金属で設計するとレジンよりも薄いので舌感がよい．その場合，義歯が完成した後の辺縁の

34　基　礎　編

例1

例6

例2

例7

例7′

例3

例8

例4

例9

例9′

例5

例10

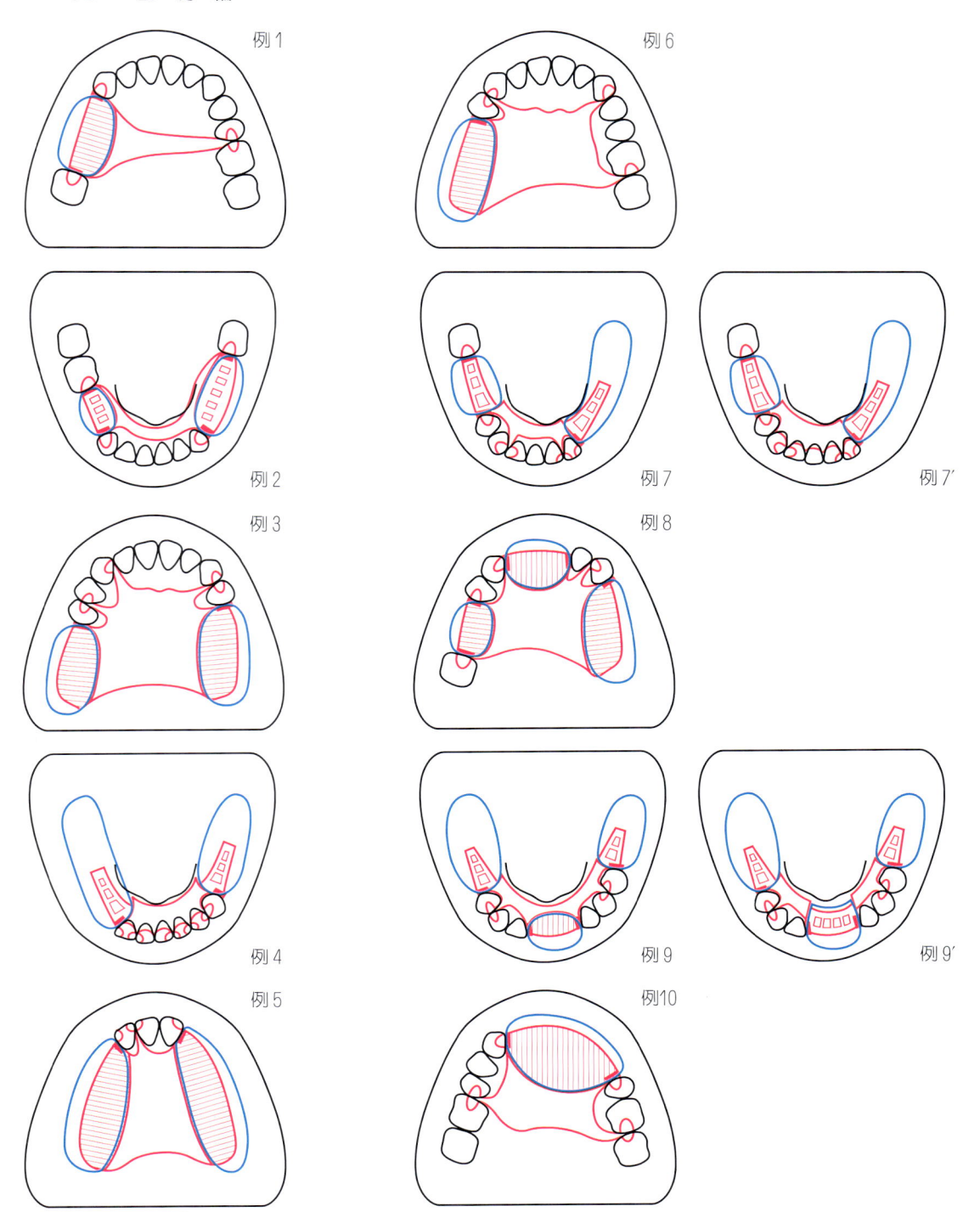

図 4-20　例題：大連結子の設定の仕方

40　基　礎　編

例1

例6

例2

例7

例3

例8

例4

例9

例5

例10

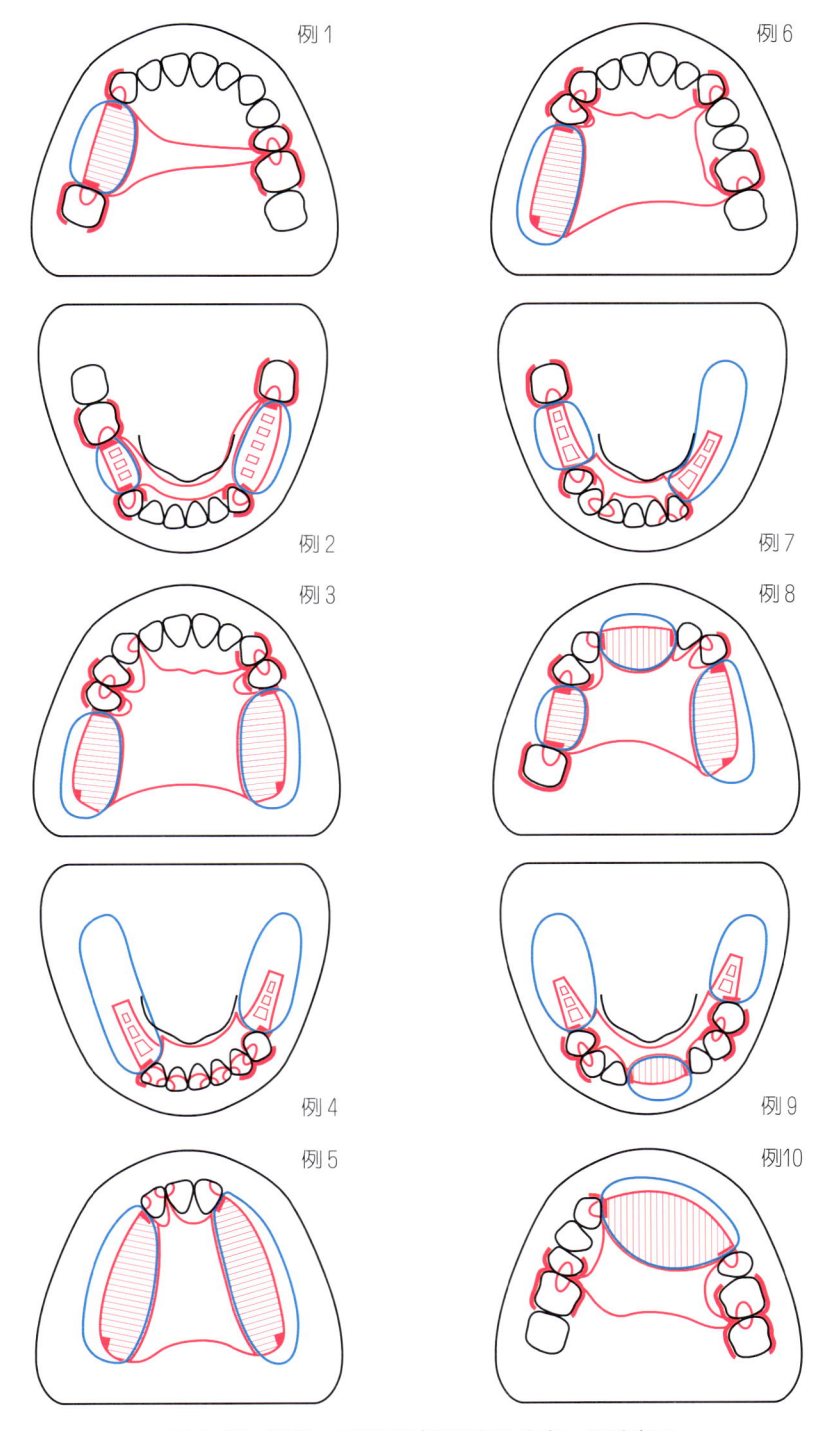

図 4-26　例題：クラスプの設定の仕方　設計完了

ある．鉤尖部をわずかにアンダーカット領域に置く．

（2）クラスプの配置

(1) クラスプの維持鉤腕の先端はアンダーカット領域にあること．つまり，クラスプの向きは支台歯のアンダーカットのある部位によって大体決められる．
(2) 欠損部に隣接する歯に直接支台装置としてのクラスプが設置されることが多い．
(3) 間接支台装置としてのクラスプは，義歯の回転を効果的に阻止できる位置に設置する．
(4) 複数のクラスプはできれば鉤尖部が同じ向きにならないように配置する．2個のクラスプを鉤尖部が向き合うように配置すると安定した維持が得られる．
(5) 犬歯など外観に触れる部に設置するクラスプは，できれば鉤尖部が近心にくるように配置する．
(6) 切歯にクラスプを設置することはできるだけ避けたい．設置する場合には，遠心部からのフック状のクラスプか屈曲によるワイヤークラスプとする．
(7) クラスプの数は必要最小限とする．
(8) 支台歯の骨植状態に応じてアンダーカット領域における鉤尖部の位置を考慮する．骨植が悪い支台歯では，アンダーカット量が小さい部位に鉤尖部を置く．残存歯の骨植が全体的に悪い場合，多数歯にそのようなクラスプを設置して支台歯の負担軽減を図る（図 4-25）．

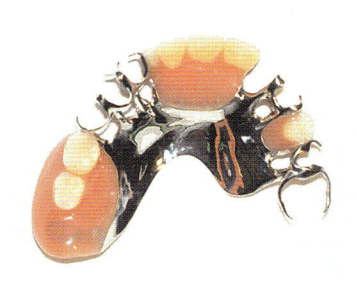

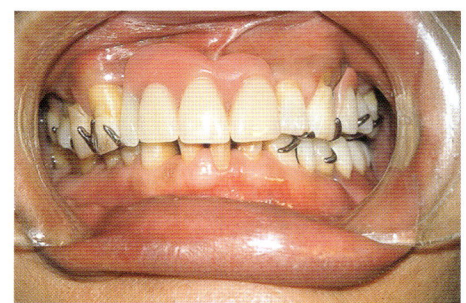

a：残存歯の骨植が不良な場合，多くの歯を支台歯として短い鉤腕のクラスプが用いられる．

b：口腔内の状態

図 4-25　鉤腕が短いクラスプの応用

（3）クラスプの設計

具体的に例題で説明する（図 4-26）．

例1，2

中間欠損では通常，欠損部に隣接する歯を支台歯として，その非欠損側に鉤尖がくるように2腕鉤が設計される．しかし，犬歯の舌側に鉤腕が設計できない場合が

3）クラスプの種類

(1) 単純鉤
　　支台歯の唇側面あるいは頬側面にのみ維持鉤腕があるクラスプ．拮抗作用を得るため把持鉤腕の代わりにレストや床縁を利用する．

(2) 2腕鉤
　　支台歯の頬側面，舌側面に鉤腕がある最も普遍的なクラスプ．これにレストが付着したものがAkers型クラスプあるいはレスト付き2腕鉤である．なお，レストとクラスプとはまったく別の装置で，設計時には別個に考えるべきであることに注意．

(3) 双子鉤
　　Akers型クラスプを2個背中合わせにした形のクラスプ．1歯では十分な維持が得られない場合や負担を2歯に分散させたい場合に用いる．

(4) リングクラスプ
　　1本の鉤腕が支台歯を環状に取り巻く形のクラスプ．最後臼歯によく用いられる．

(5) ハーフアンドハーフクラスプ
　　支台歯の頬側面，舌側面で鉤尖の向きが異なるクラスプ．支台歯の頬側，舌側でアンダーカットの部位が近遠心的に異なるため，このような形になる．

　この他，環状型クラスプとして，ヘアピンクラスプ，バックアクションクラスプなどがある．

　バー型クラスプでは，Roach型クラスプのうちI型クラスプが前歯や小臼歯部に，T型クラスプが臼歯部に用いられる．また，RPI支台装置（mesial Rest, Proximal plate, I-bar clasp）もときに遊離端義歯の支台装置として小臼歯部に用いられている．

　これらのクラスプはメタルフレームの一部として鋳造で作られるが，単独でも鋳造して作られる．これに対して，Co-Cr線などを屈曲して作るワイヤークラスプがある．単純鉤，2腕鉤，レスト付き2腕鉤，リングクラスプなどがある．

4）クラスプの設計

　クラスプ自体の設計は後に詳述する．ここでは義歯全体の設計に必要なクラスプの選択，配置について述べる．

（1）クラスプの選択

　原則としてクラスプは同種のタイプを用いるのがよい．環状型とバー型とでは維持力は環状型のほうが一般に大きい．義歯の維持力のバランスを考えると，支台歯がすべて問題がない場合，少なくとも左右は同等の維持力のあるものを選択する．環状型がほとんどの場合に用いられるが，大臼歯部にアンダーカットの位置の関係でバー型が併用されたり，頬側，舌側で環状型，バー型を組み合わせた使い方をすることがある．

　前歯部や骨植が悪い歯では，唇側，頬側の鉤腕を短くしたフック状のクラスプが有効で

2）クラスプ設計上の要件

(1) 支持が得られること．
　　咬合圧によってクラスプが所定の位置からずれないことが重要．これにはレストの働きがあるが，それを十分考慮すること．
(2) 維持の効果があること．
　　維持鉤腕が規定のアンダーカットに位置していることが重要．
(3) 把持の効果があること．
　　鉤腕基部や把持鉤腕により側方力に抵抗できること（図4-22）．

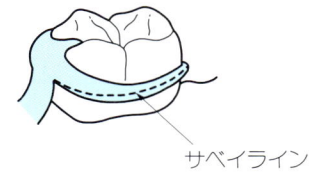

図 4-22　把持鉤腕

(4) 拮抗作用（レシプロケーション）を持たせること．
　　維持鉤腕より発揮される側方力を相殺するような対抗処置を考える．これには維持鉤腕同士，維持鉤腕と把持鉤腕，維持鉤腕とレストあるいは床縁などの方法によって，側方的，あるいは上下的な拮抗作用を実現させる（図4-23, 24）．
(5) 受動性があること．
　　離脱力が作用しないときにはクラスプは歯面に接触しているだけで，歯面を圧迫するような力を発揮しないこと．
(6) 歯をよく取り囲むこと．
　　鉤尖部は支台歯の隅角を把握することが維持力の発揮に重要．しかし，鋳造鉤では必ずしも隅角を把握するようにはしない．
(7) 鉤腕は歯面によく適合していること．

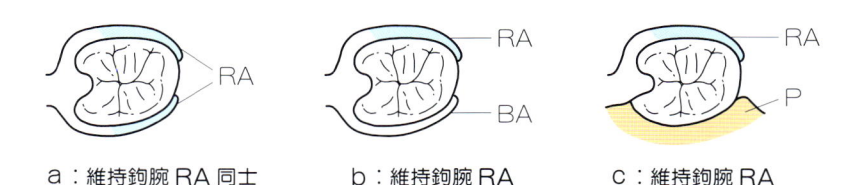

a：維持鉤腕 RA 同士
b：維持鉤腕 RA　把持鉤腕 BA
c：維持鉤腕 RA　床縁，レスト P

図 4-23　水平的な拮抗作用

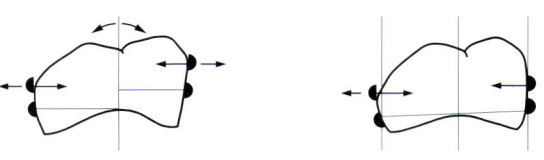

a：鉤腕の高さが異なると歯を傾斜させる力が働く．
b：豊隆を修正して鉤腕の高さをそろえる．

図 4-24　上下的な拮抗作用

をプレートで行ったが，バーで連結することもできる．それは欠損部に設けられる床の前方口蓋部の厚みが床に覆われていない口蓋粘膜部に滑らかに移行できるか，舌感や発音障害の有無などによって左右される．

5．クラスプ

クラスプは義歯の維持に必要なものであるが，義歯の維持をこれだけに頼ることはできるだけ避けたい．これまで行ってきた設計において，床や大連結子，さらに小連結子や隣接面板によっても義歯の維持が図られるように配慮して，クラスプによる義歯の維持を少なくし，支台歯の負担を軽減する．

クラスプには大別して環状型とバー型があり，それぞれについて多くの形のものがある．ここではおもに環状型のクラスプを対象とする（図4-21）．なお，クラスプそのものの設計は別に述べる．

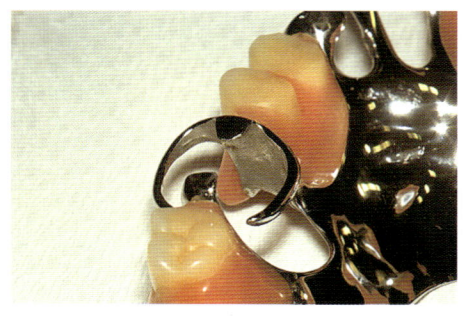

a：第一大臼歯に近心から設置されたレスト付き2腕鉤

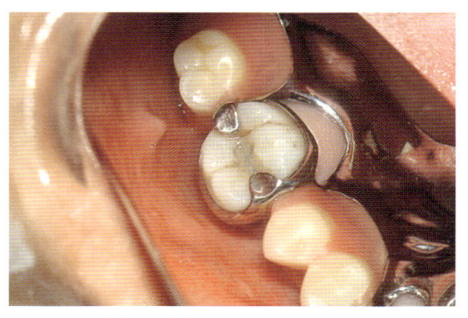

b：口腔内の状態，遠心のレストとともに支台歯をよく把握している．

図 4-21 環状型クラスプの例

1）クラスプの働き

(1) 義歯の離脱を防止する．
これは支台歯のアンダーカットにある鉤尖部が離脱力に抵抗する，つまり維持力を発揮することによって果たされる．
(2) 間接支台装置として義歯の動きを抑制する．
直接支台装置を支点とした，あるいはレスト間線を軸とした義歯の回転を防ぐ働きをする．

調整にはかなり手間がかかるので，この部の床縁の位置決定は慎重に行う必要がある．

例 3

両側の床を連結するが，さらにレストとも連結しなければならない．前歯部の外形線は口蓋皺襞に沿った形にする．残存歯歯頸部には接近しないよう留意する．

例 4

多くの前歯に切縁レストが設置されている．大連結子にバーを用いたとすると，そこからは小連結子が多数立ち上がることになる．これは舌感を害するので大連結子はプレートとし，小連結子部分を短くする．また，これは将来，切歯がなくなったときに人工歯による増歯を容易にする．

例 5

床の部分がかなり大きい．残存歯が少数で切歯であることから支持能力が小さく，義歯の支持，維持は床および口蓋部の大連結子に期待するところが大きい．よって，大連結子は口蓋を広く覆うプレートとする．残存歯の歯頸部付近は開放するようにする．同様の欠損様式で下顎の場合にはこうした広い面積はとれないが，リンガルプレートにより義歯の動揺をできるだけ少なくする．

例 6

片側性遊離端義歯で床の部分は小さいが，動揺しやすいため反対側に間接支台装置を2か所設ける必要がある．大連結子はそれらを結ぶようパラタルストラップが用いられる．口蓋を覆うことで義歯の支持，維持に有利であるが，中央に窓を開けた形にすることもできる．同じ欠損様式で下顎の場合には，リンガルバーあるいはプレートが用いられる．

例 7

前歯部舌側歯槽堤の残存歯歯頸部から口底部可動粘膜まで十分な幅があれば原則的にはリンガルバーが第一選択となる．しかし，本例は左側の欠損部に隣接するのが側切歯であり，十分な支持が得られない可能性がある．よって，**例 7′** のようにリンガルプレートにして切歯部の負担軽減を図るのがよいだろう．

例 8

3か所にある床を連結することになるが，パラタルプレートが適応となるだろう．対合が義歯であれば，プレートの後縁中央部は前方にえぐった馬蹄形にすることもできる．

例 9

前例と同様，3か所の床を連結する．リンガルバーを選択するが，前歯部の床の舌側を本例のように金属にする場合と **例 9′** のようにレジンにする場合がある．後者のほうが舌側辺縁の調整がしやすいが汚れやすい（例2参照）．

例 10

前歯部の床に対して両側臼歯部に間接支台装置が設置されている．これらの連結

あり，レストに把持効果を持たせて唇側のみに単純鉤を設ける．下顎で $\overline{7|}$ が近心舌側に傾斜してアンダーカットが近心舌側にしかない場合には，そこに鉤尖を置くリングクラスプや Roach の T 型クラスプなどが用いられる．例 1 の $|5\ 6$ には双子鉤を用いる．双子鉤は間接支台装置として一般によく用いられる．

例 3, 9

欠損部に隣接する小臼歯の近遠心部のアンダーカットに鉤尖を置くようにクラスプが設計されるが，$5\ 4|3\ 4$，$\overline{4\ 3|4\ 5}$ の各 2 歯にまたがって双子鉤あるいはそれぞれ別個に近遠心から 2 腕鉤を設けることができる．本例のように非欠損側にレストが設置されている場合には，小連結子を少なくする点で双子鉤のほうがよいだろう．両側は対称的に同じ設計にする．

例 4, 5, 7

遊離端欠損に隣接する支台歯が切歯の場合，クラスプは近心に鉤尖を置くように設計されるが，外観上鉤腕を短くしたフック状のクラスプが用いられる．例 5 のように床が大きくとれる場合には隅角部のレストのみでクラスプがなくとも義歯は維持できる．

例 6

$4\ 3|$ に双子鉤を設計する．2 歯の各近遠心にアンダーカットがあっても $3|$ には近心からのクラスプは外観上好ましくないし，レストの小連結子の関係からも双子鉤がよいだろう．間接支台装置は $|3$，$|6$ に置くが，大きな維持力は必要がないのでそれぞれ近心に鉤尖を置くクラスプが用いられる．

例 8

$4\ 3|$ の支台装置をどのようにするかが問題であるが，$4|$ の骨植が十分であれば例 1，2 の中間欠損部と同様に近心に鉤尖を置くクラスプを設計する．$3|$ にはレストを近心隅角を把握するような切縁レストにしてクラスプは用いない，あるいはフック状のクラスプとする．ほかには近心舌側から遠心隅角を通るリング状のクラスプや，狭い範囲に小連結子を置くことになるが，$4\ 3|$ にまたがる双子鉤を用いる方法もある．なお，$3|3$ には近心にレストが設置されているが，近心からのクラスプは外観の点で好ましくない．$\overline{7|}$ には遠心頬側にアンダーカットがあれば，そこに鉤尖を置く 2 腕鉤が設けられるが，歯軸が近心に傾斜していて近心頬側にアンダーカットがある場合には，そこに鉤尖を置くリングクラスプが用いられる．

例 10

$3|$ には例 8 で述べた近心舌側から遠心隣接部を回って近心唇側に鉤尖を置くリング状のクラスプも使えるが，近心にフック状のクラスプを用いるのが効果的だろう．左右の間接支台装置には双子鉤を用いる．$|5$ には遠心に鉤尖を置くクラスプが用いられるが，クラスプを設けなくても間接支台装置で十分維持できる場合が少なくない．

Chapter 5 サベイングと義歯の設計

　研究模型あるいは作業模型で義歯の設計をしようとするとき，まずサベイングを行う．サベイングとは歯列模型について義歯の着脱方向に対して残存歯や顎堤の最大豊隆部を探ったり，アンダーカットを測定したり，また補綴物について平行性を調べたりすることなどをいう．とくにパーシャルデンチャーの設計ではこれは欠かせないものである．

1．パーシャルデンチャーの設計になぜサベイングが必要か

　パーシャルデンチャーは着脱ができなければならないが，その着脱方向は残存歯や欠損部顎堤の両方の形態に規定される．つまり，ある着脱方向に対して残存歯や顎堤にアンダーカットがあればそこには義歯床は延ばせない．延ばせばそこが邪魔して義歯は装着できない．形態，機能のうえで義歯床を少しでも延ばそうとするには残存歯や顎堤に総体的にみてアンダーカットができにくい方向を探す必要がある．
　また，クラスプは支台歯のアンダーカット領域にその先端を置いて義歯の離脱に抵抗するが，その設計に当たってはアンダーカット領域が示され，クラスプの働きに適したアンダーカット量となる部位が示される必要がある．アンダーカットの程度がわからずにクラスプを設計したとすると，維持力が過大になって義歯の着脱が困難になったり支台歯に大きな負担をかけたりすることがある．
　つまり，サベイングは義歯の着脱に適した方向を捜し求めると同時に，アンダーカット領域の明示やその量の測定にどうしても必要なのである．

2．サベヤー

サベイングに用いられる器具がサベヤー（デンタルサベヤー）である．

サベヤーには多くのタイプがあるが，ここではマイクロサベヤー・コンパスを用いることにする．

マイクロサベヤー・コンパス（図5-1）は，模型台にユニバーサルジョイントを介して支柱が連結され，それに直交するようにジョイントアームがあり，その先端に支柱に平行に上下できるスピンドルが取り付けられている．スピンドル内部にはカーボンマーカーが内蔵され，ノック式で出し入れできる構造になっている．

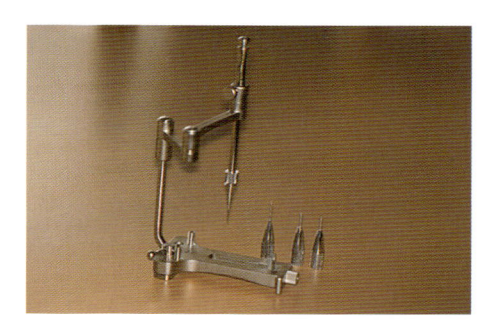

図 5-1　マイクロサベヤー・コンパス
（デンツプライ三金株式会社）

アナライジングロッドなどの測定用具は，スピンドル先端にねじ式に固定される．測定用具としては，アナライジングロッド，アンダーカットゲージ 0.25 mm, 0.50 mm がある．なお，他のサベヤーには 0.75 mm のアンダーカットゲージが付いたものもあるが，実際にはほとんど使われない．

本器具は模型を固定した後，模型台を手に持って操作するのが他のサベヤーとの大きな違いであり，操作がしやすい（図5-3～12）．

3．義歯設計のためのサベイング

1）模型の固定

模型は模型台の固定ピンで前後から挟むようにしてしっかり固定する（図5-2）．模型固定ピンの前後的に調整可能な距離は 30～67 mm なので，この間の前後径になるように模型の外形をトリミングする．

なお，模型は基底部を付けて周囲を形成しておくことは，後の模型の位置表示をするうえで絶対に必要である．

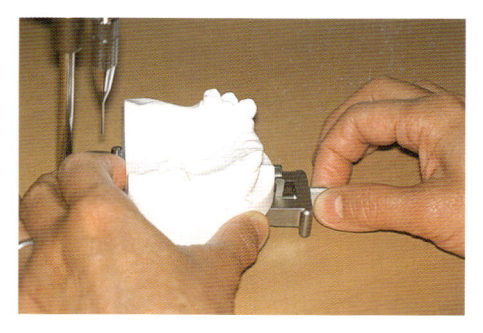

図 5-2　模型の固定

2）義歯の着脱方向の決定

　サベイングを始める前に義歯の着脱方向を決める．アナライジングロッドをスピンドル先端に装着し，左手の親指で支柱固定レバーを加減しながら，右手でスピンドルあるいは支柱を持ってそれを傾けながら適当と考えられる方向を探す（図5-3）．方向が決まったらレバーを締めて支柱を固定する．つまり，この支柱やスピンドルの方向が義歯の着脱方向になる．

　着脱方向を決めるとき，実際にはまず模型の咬合平面あるいは仮想咬合平面にほぼ垂直となる方向にスピンドルを合わせる（図5-4）．この方向で支台歯に予定された歯や欠損部顎堤にロッドを当てて，アンダーカット空隙のでき具合を調べる（図5-5）．支台歯に予定される歯に適度のアンダーカットができるように支柱を多少前後に傾斜させる．支柱の傾き具合によって歯の最大豊隆部の位置は変わってくる（図5-6）．

　また，ロッドを欠損部顎堤の側面に当てたとき，その当たる位置に大体義歯床縁の位置

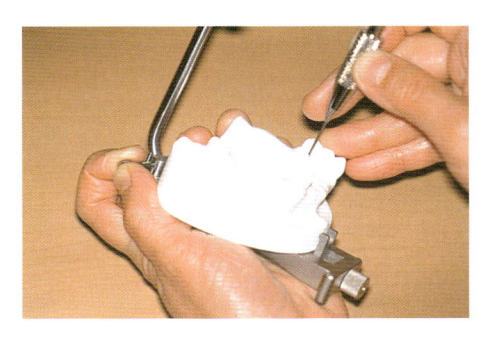

図 5-3
支柱を傾けて義歯の着脱に適した方向を捜す．

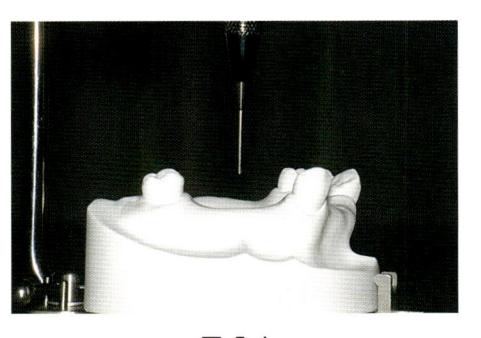

図 5-4
咬合平面あるいは仮想咬合平面に垂直な方向を基準として行うとよい．

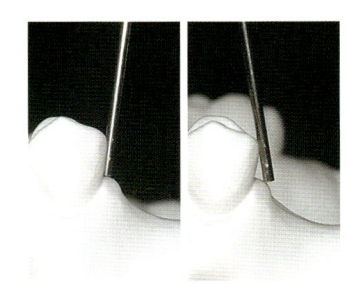

図 5-5
ロッドを当てて支台歯のアンダーカットのでき具合をみる．

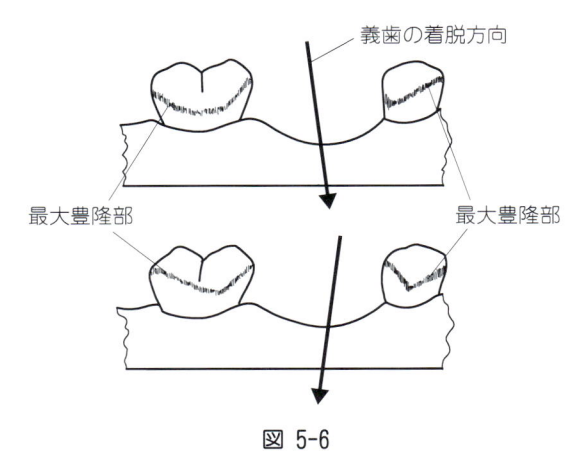

図 5-6
支柱の傾きによって最大豊隆部の位置は変わってくる．

5．サベイングと義歯の設計　45

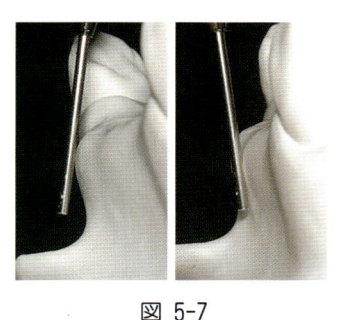

図 5-7　ロッドを欠損部顎堤にも当てて接触部位を調べる．

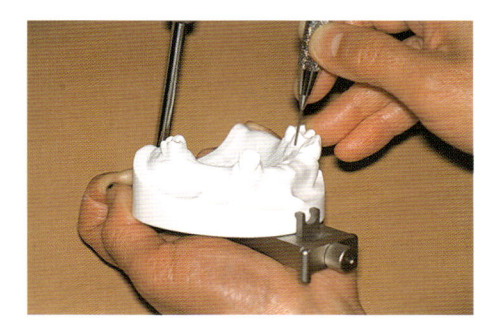

図 5-8　義歯の着脱に適した方向が決まったら支柱を固定する．

を決めるので，前歯部については外観上不適当であれば，支柱を傾けて当たる位置を下げるようにする．こうしたとき，歯のアンダーカットのでき具合が変わることに注意する（図5-7）．

そこで，顎堤のロッドが当たる位置と歯のアンダーカットのでき具合を見比べながら，試行錯誤のうえ最も妥当と考えられる状態のところで支柱レバーを締める（図5-8）．

3）サベイラインの描記

アナライジングロッドをはずし，カーボンマーカーを歯の歯冠長よりやや長めに出す．マーカー側面を歯の軸面に当て，同時にその先端を歯槽堤部に当てながら移動させてサベイラインを描く（図5-9，10）．

描記しやすい方向に模型台を適宜持ちかえて，すべての支台歯に予定された歯および義歯床縁が接触すると予想される残存歯にサベイラインを描く（図5-11）．サベイラインは義歯の着脱方向に対する最大豊隆部を示している．歯の表面の凹凸によってその線は不連続になることもある．

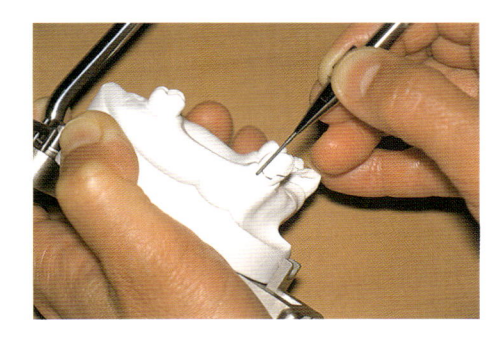

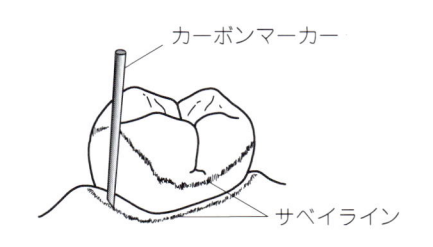

図 5-9　カーボンマーカーでサベイラインを描く．

図 5-10　サベイラインは歯軸面と歯槽堤部に同時に描く．

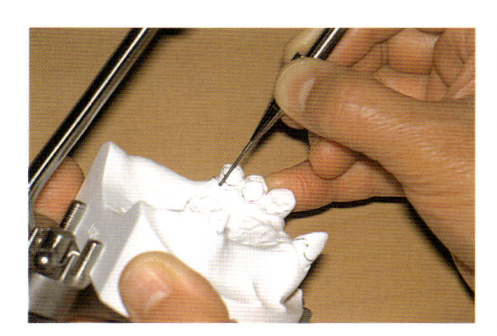

図 5-11　支台歯だけでなく関係する残存歯にもサベイラインを描く．

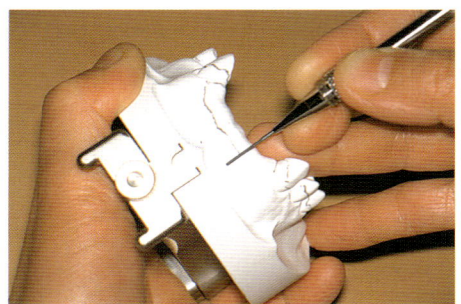

図 5-12　欠損部顎堤にも描く．

欠損部顎堤にもサベイラインを描く（**図5-12**）．これは忘れがちになるので気をつける．ほぼこの位置に床縁がくることになる．

4）アンダーカット量の測定

　支台歯に予定された歯では，クラスプの維持鉤腕の先端が設定できる位置は，アンダーカットの状態によって決まってくる．

　頰舌側面の近遠心のいずれにもアンダーカットがある歯では，クラスプ先端はどちら側にも設定できるが，頰舌側面の遠心のみにアンダーカットがある歯では，クラスプ先端は遠心にしか設定できない（**図5-13, 14**）．

　アンダーカットゲージには0.25，0.50 mm があるが，クラスプの材質，鉤腕の長さ，支台歯の骨植の程度によって選ぶ（**表5-1**）．多くは0.25 mm を用いるが，リングクラスプなど鉤腕が長く弾性が大きいものでは0.50 mm が使われる．骨植が悪い場合は0.25 mm 以下のところにクラスプ先端を置く．

　クラスプ先端の設定位置は水平的，垂直的に決定する．まずクラスプ先端の水平的な位

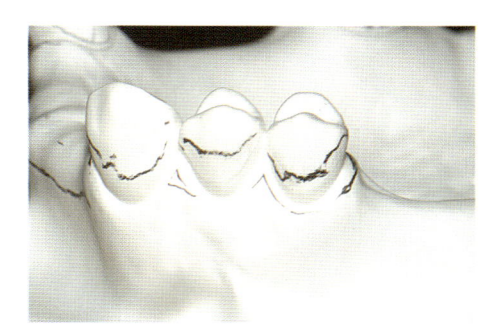

図 5-13　支台歯の近心，遠心のいずれにもアンダーカットがある例

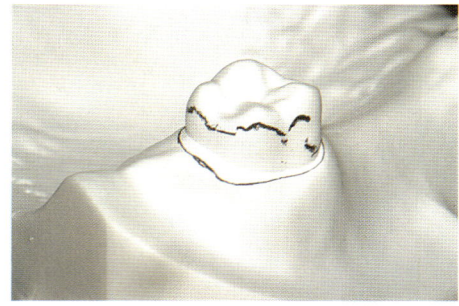

図 5-14　支台歯の遠心にのみアンダーカットがある例

表 5-1 アンダーカットゲージの選択

アンダーカットゲージ	クラスプ			支台歯の骨植
	材質	長さ	太さ	
0.25 mm	剛性	短	太い	中等度
0.50 mm	弾性	長	細い	強固

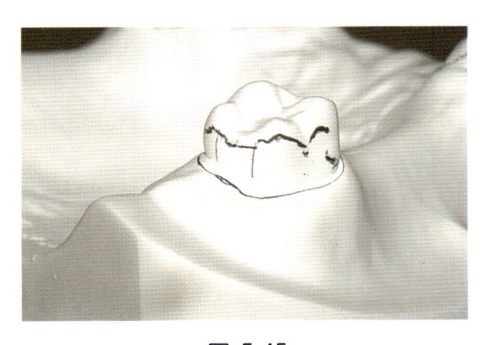

図 5-15
水平的にみたときのクラスプ先端に当たる位置に歯軸方向に縦線を記入する.

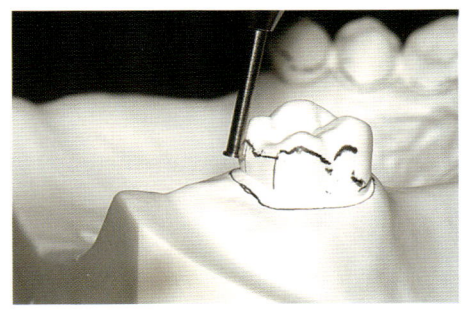

図 5-16
アンダーカットゲージを歯面に記入された線上に当てて，アンダーカット領域から引き上げると，円盤の縁が歯面に当たる.

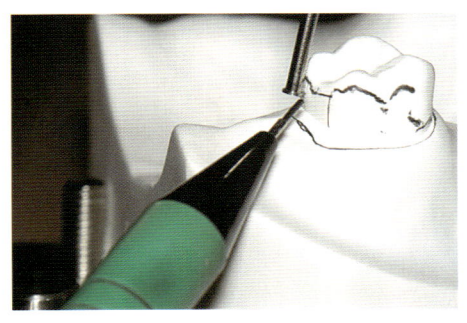

図 5-17
円盤が当たった位置をマークする.

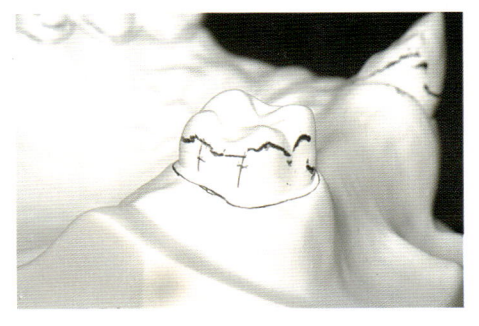

図 5-18
歯面にマークされた縦横の線の交点がクラスプ先端の位置になる.

置として最適と考えられる部位に歯軸方向に縦線を記入する（図5-15）．この線上でアンダーカットゲージの軸を歯面に接触させたまま引き上げ，先端の円盤の縁が当たった歯面の部位にマークを付ける．円盤の縁にあらかじめカーボンを塗っておくとよい（図5-16）．

　このマークを手がかりに鉛筆で横に線を記入する（図5-17）．歯面に記された縦横の線の交点にクラスプ先端が設定されることになる（図5-18）．

　以上でサベイラインの描記とクラスプ先端の設定すべき位置が決まったことになるが，これで終わったと思って模型をサベイヤーから取りはずしてはならない．模型上に最初に決めた基準，つまり義歯の着脱方向を記録しておく必要がある．

5）模型の位置表示

　模型をサベヤーから取り外す前に，模型に対する支柱の傾きを必ず記録する．再びアナライジングロッドを装着して，模型上に三角形をなして接触するようスピンドルの長さを調節した後，これを固定する．それぞれ接触する点を3か所模型上に印記する（図5-19）．アナライジングロッドを付ける代わりに，カーボンマーカーの長さを固定して当たるところに印記してもよい．スピンドルの長さは絶対に変えないこと．

　3点の位置には等高点として⊗印をつける（図5-20）．この3点で決まる平面は支柱やスピンドルと直交することになる．

　さらにアナライジングロッドを模型基底部側面の左右前後の3か所に当てて，ロッドに沿って鉛筆で線を記入する（図5-21）．この3か所の線は支柱やスピンドルの方向を示す基準線である．

　これらの等高点や基準線は，後でこの模型を技工所でサベヤーを使って確認する際，ここでサベイングした模型の位置を再現するのに役立てるものである．

　以上でサベイングは完了し，模型をサベヤーから取り外して義歯の設計に移る（図5-22）．

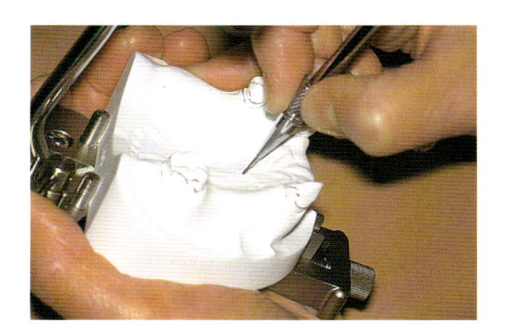

図 5-19
模型の位置を表示するための基準点として等高点を記す．

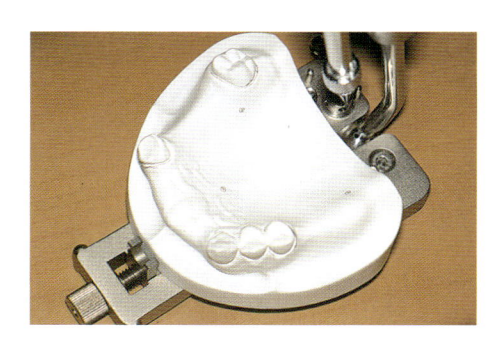

図 5-20　等高点

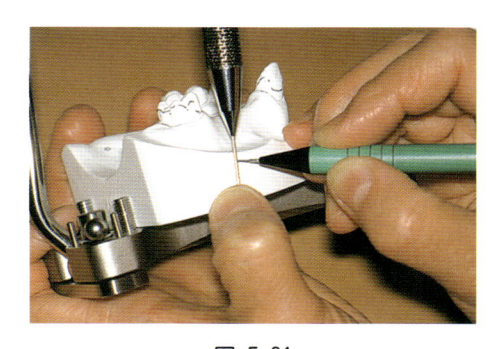

図 5-21
模型基底部側面にも支柱の方向，つまり義歯の着脱方向を記入する．

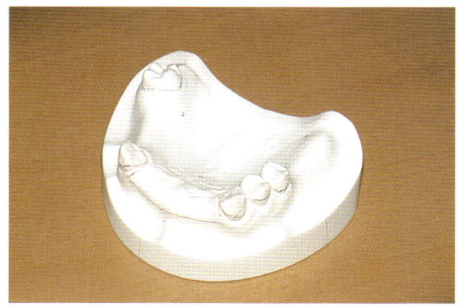

図 5-22
サベイングが終了したら模型をサベヤーから取り外し，設計に移る．

4．クラスプの基本的な設計法

クラスプの基本的な設計の手順を改めて述べる．

1）義歯の着脱方向の決定

　　義歯の着脱方向は前項で示した通り，義歯の設計の基準であり，クラスプ設計の際の基準線でもある．

2）最大豊隆部の記録

　　支台歯の周囲にサベイラインを描く．軸面に描かれたサベイラインは基準線に対する最大豊隆部を示している（図 5-23）．これにより支台歯の軸面はアンダーカット領域と非アンダーカット領域とに区分される．

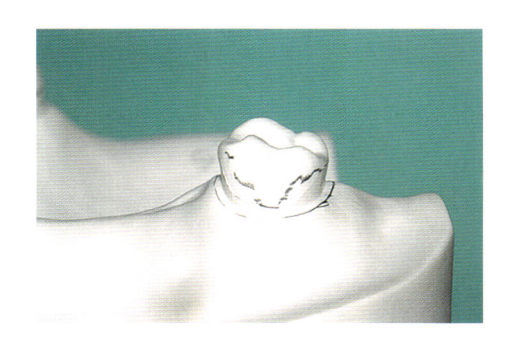

図 5-23　歯面に描かれたサベイライン

3）アンダーカット領域の確認

　　クラスプはアンダーカット領域にその先端を置くことで維持力を発揮するので，アンダーカット領域が支台歯のどの辺りにあるかを確認し，クラスプ先端が設置できるか否かを検討する．

4）クラスプの選定

　　クラスプ先端が設置できることがわかったら，義歯全体の設計からどのタイプのクラスプを用いるか，どのような向きに設定するかを決める．環状型，バー型それぞれのなかか

ら適当と考えられるものを選ぶ．

5）アンダーカット量の測定

　アンダーカットがあってそこにクラスプ先端が設定可能と考えられた場合には，クラスプの形態や支台歯の状態に適したアンダーカット量になる部位をアンダーカットゲージを用いて探査する（図5-24）．

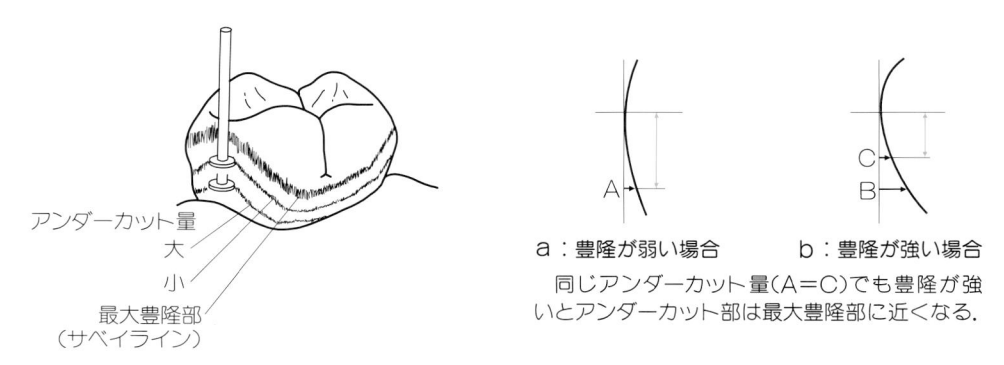

a：豊隆が弱い場合　　b：豊隆が強い場合
同じアンダーカット量（A＝C）でも豊隆が強いとアンダーカット部は最大豊隆部に近くなる．

図 5-24　アンダーカット量の表示

6）クラスプ先端の位置決め

　クラスプ先端の位置としては，咬合面方向からみた場合，環状型クラスプでは原則として隅角を把握するように隣接面にわずかに回り込む位置とされる（図5-25）．この水平的に妥当とされる位置において上下的にも妥当な位置にクラスプ先端は設定されなければならない（図5-26）．表5-1に示したように，条件に応じてアンダーカットゲージを選び，位置を決める．

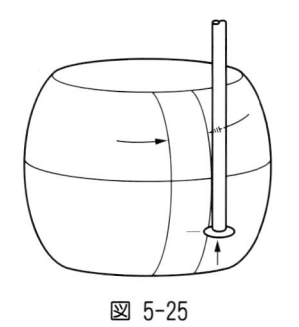

図 5-25
クラスプ先端の水平的な位置は，原則として隅角をわずかに把握する程度．

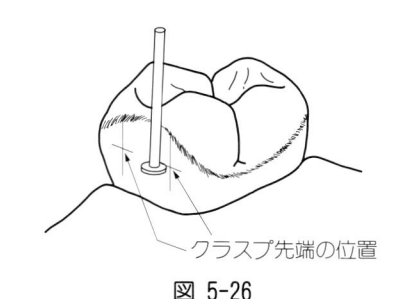

図 5-26
クラスプ先端の上下的位置はアンダーカットゲージの円盤の縁の接触で決まる．

7) クラスプの外形線の記入

使用するクラスプが決まり，その先端の位置や向きが決まったら，サベイラインを基準にしてクラスプの外形線を描く．環状型クラスプでは，鉤腕は大体，歯冠側の非アンダーカット領域にあるその基部からアンダーカット領域に決められた先端の位置を結ぶ形であるが，最大豊隆部つまりサベイラインを横切る位置によりその維持力が変わってくる．

鋳造クラスプや弾性の少ないクラスプ，骨植がよくない支台歯の場合には，アンダーカット領域に入る部分は少なくする．一方，屈曲クラスプや鉤腕が長いクラスプでは，その部分を多くする（図5-27）．

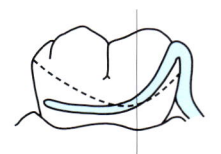

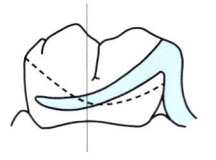

鉤腕の外形は，サベイラインを横切る位置を決めたら，歯面に沿って咬合面側から歯肉側に向かって彎曲させて描く（図5-28）．咬合面寄りに直線的に設計された鉢巻き状の鉤腕は，咬み合わせたとき対合歯の咬頭斜面に当たって咬合干渉になったり，唇，頰の粘膜を咬んだりすることがある．また外観不良や唇，頰に触れて不快感を起こさせるので避ける．

a：屈曲クラスプ　　b：鋳造クラスプ
図 5-27 サベイラインと鉤腕の関係

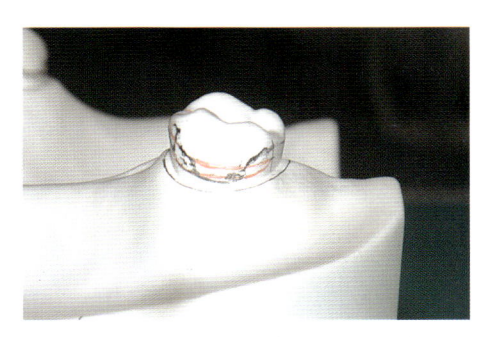

図 5-28 鉤腕の外形

8) 頰・舌側のクラスプ先端の位置

2腕鉤など頰側，舌側に鉤腕があるものでは，前章のクラスプ設計上の要件で述べたように両者は拮抗作用をもつものとして同じ高さに設計されなければならない（図5-29）．しかし，支台歯の頰側，舌側の豊隆位置の違いによってクラスプ先端の高さが大きく異なることがある．そのような場合には豊隆を形態修正してクラスプ先端の高さをそろえる．

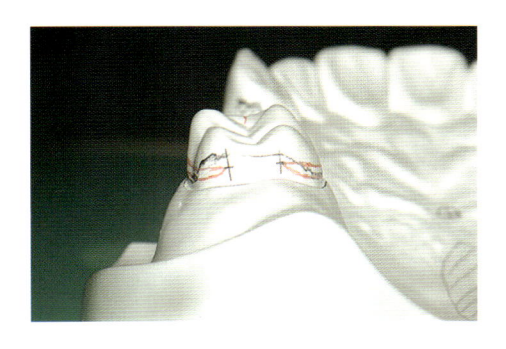

図 5-29 クラスプ先端の位置

9）把持鉤腕の外形線

これまでのクラスプの設計は維持鉤腕についてである．2 腕鉤などでは一方が把持鉤腕となる場合がある．支台歯の舌側にアンダーカットがなかったり，支台歯の負担軽減のためクラスプの維持力を小さくするなどの場合である（図 5-30）．

把持鉤腕では鉤腕の先端はアンダーカット領域に入らず，最大豊隆部つまりサベイラインの範囲を走る．その先端は対抗する維持鉤腕の先端と同等の高さに調整する．

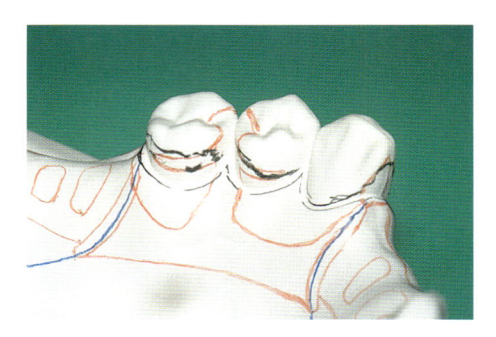

図 5-30 4｜の把持鉤腕の外形

以上は環状型クラスプの設計法である．バー型クラスプでも基本は同じである．I 型バークラスプではその先端はアンダーカット領域に位置させる（図 5-31）．T 型の場合には一方の先端はアンダーカット領域に入るが他方は非アンダーカット領域に置く（図 5-32）．いずれも適用されるアンダーカット量は 0.25 mm か，それ以下である．維持力は弱い．

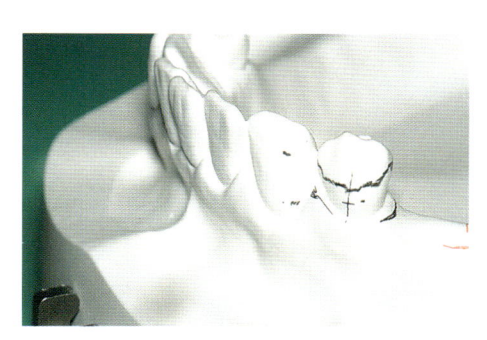

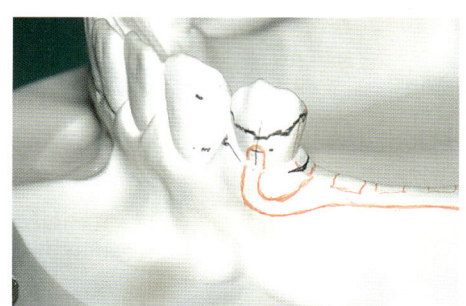

a：頰側面中央部の歯軸方向の線上で得られた先端の位置　　b：I 型バークラスプの外形

図 5-31　I 型バークラスプの先端の設定

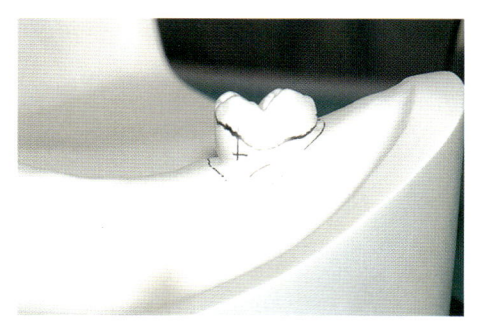

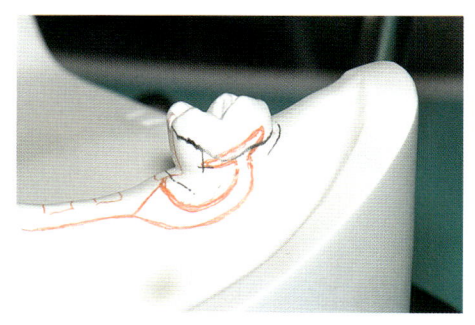

a：頰側面近心部の歯軸方向の線上で得られた先端の位置　　b：T 型バークラスプの外形

図 5-32　T 型バークラスプの先端の設定

5．模型についての設計

　サベイングが完了した模型について手順に従って義歯の設計をすることになるが，最初に残存歯の隣接面や舌側のアンダーカット領域で，ブロックアウトを必要とする部分や骨隆起があってリリーフする必要がある部分をそれぞれ黒の鉛筆で網目や斜線で表示する（p. 13参照，図5-33）．

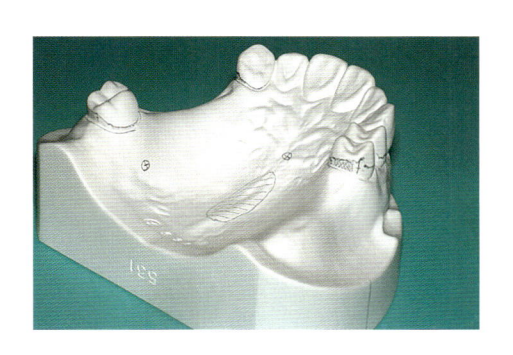

図 5-33
サベイングされた模型には必要に応じてブロックアウト，リリーフする箇所をそれぞれ網目や斜線で表示する．

　次いで赤，青の鉛筆で設計表示を行う．表示は先を尖らせた鉛筆で細い線として描くようにする．クラスプなども外形を描いて，中は塗りつぶさないこと．
　(1)　レストの位置を設定し，外形を表示する（図5-34）．
　(2)　義歯床の外形を描く．
　　　残存歯付近では，顎堤に描かれたサベイラインからアンダーカットにならない位置に外形線を描く（図5-35）．
　(3)　小連結子，隣接面板を表示する（図5-36）．
　(4)　大連結子の外形を描く（図5-37）．

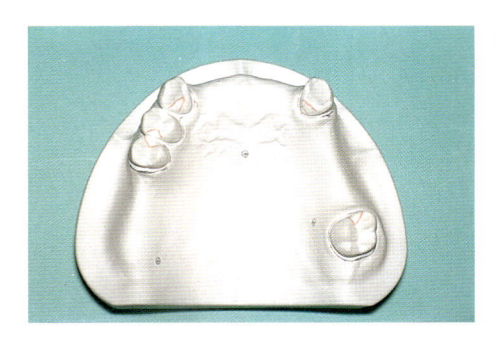

図 5-34
レストを設定する．

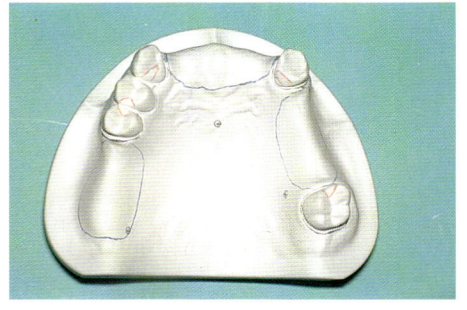

図 5-35
義歯床の外形を記入する．

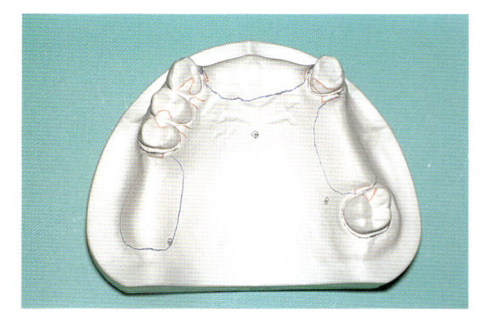

図 5-36　小連結子，隣接面板を表示する．

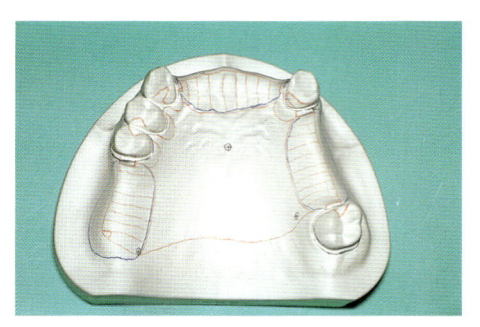

図 5-37　大連結子，レジン維持格子を記入する．

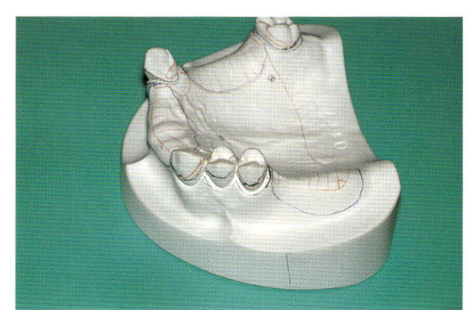

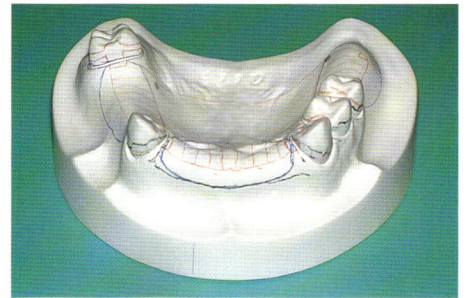

図 5-38　クラスプの外形を記入して設計を完了する．

残存歯の歯頸部からはできるだけ離すよう，しかし下顎前歯部などで規定通りに離せない場合には基底結節上に，また臼歯部でそのような場合には歯冠部に描かれたサベイラインのわずか上の位置に大連結子の辺縁を設定する．レジン床義歯の場合はこの大連結子部分も床となるが，外形の設定方法は同じである．

(5) クラスプの外形を描く（**図 5-38**）．

鉤腕の幅は支台歯の歯種や鉤腕の長さなどで異なるが，平均的には基部が大体 2〜2.5 mm で，先端に向かって徐々に細くする．なお，先端から全鉤腕長の 1/10 のところの幅径，厚径を鉤腕基部に対して 1/2 になるようにすると，基部から同じ太さにしたものの約 2 倍の弾性が得られるといわれる．

同様な手順で設計した下顎模型の例を示す．例 1 は両側性遊離端義歯の例で，間接支台装置としてのレスト，リンガルバーを用いている（**図 5-39**）．例 2 は前歯部および片側性臼歯部の複合義歯の例で，前歯部の舌側はレジンの床縁で仕上げている（**図 5-40**）．

5．サベイングと義歯の設計　　**55**

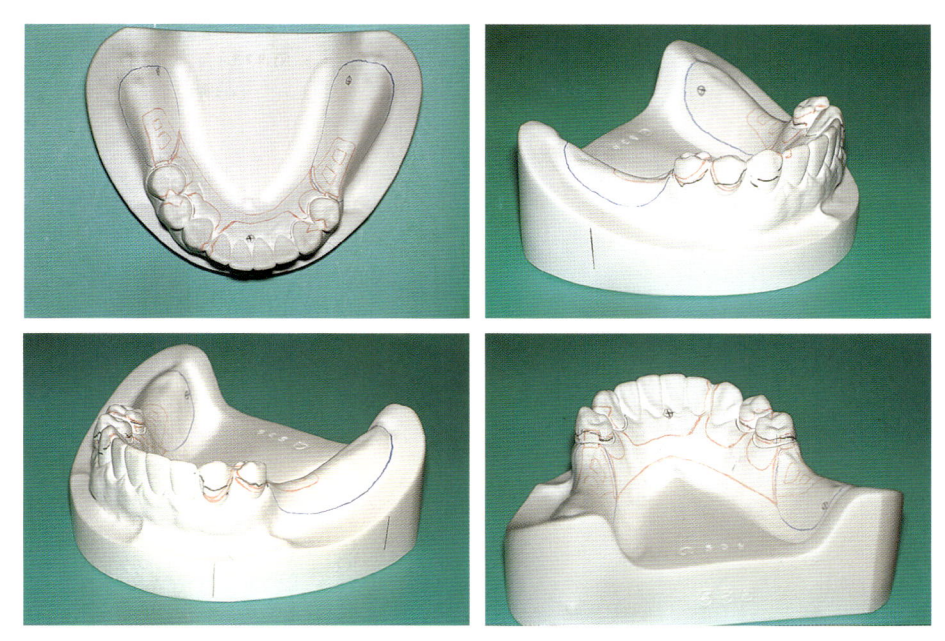

図 5-39　その他の設計例 1

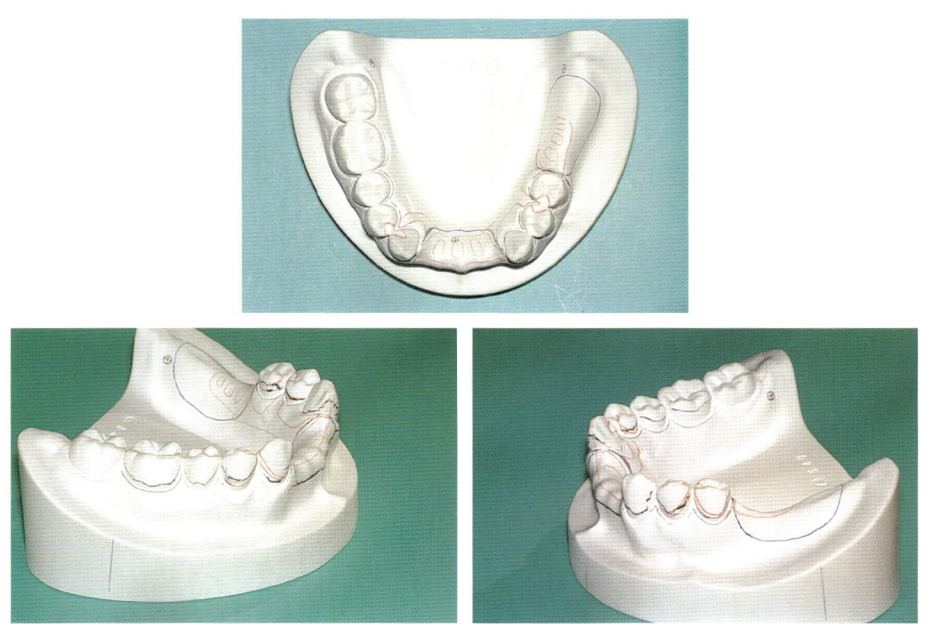

図 5-40　その他の設計例 2

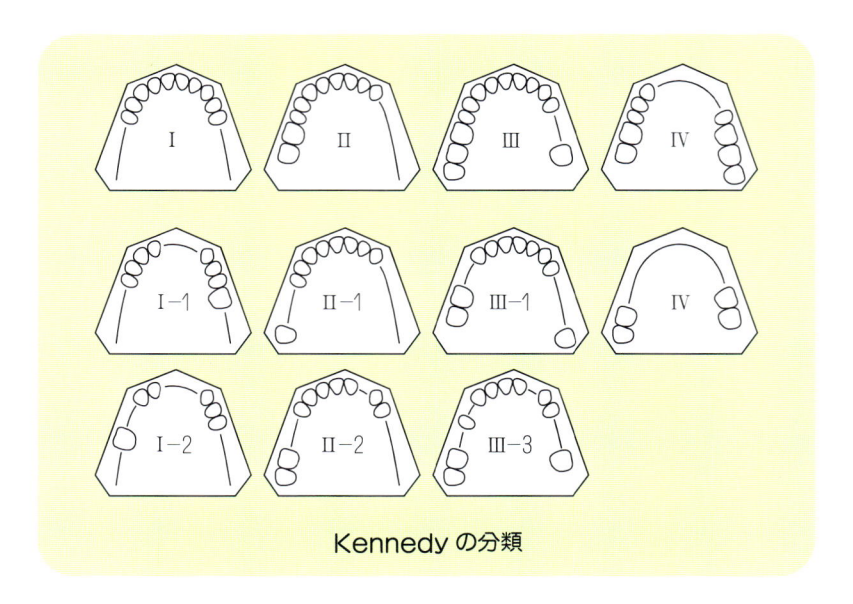

Kennedy の分類

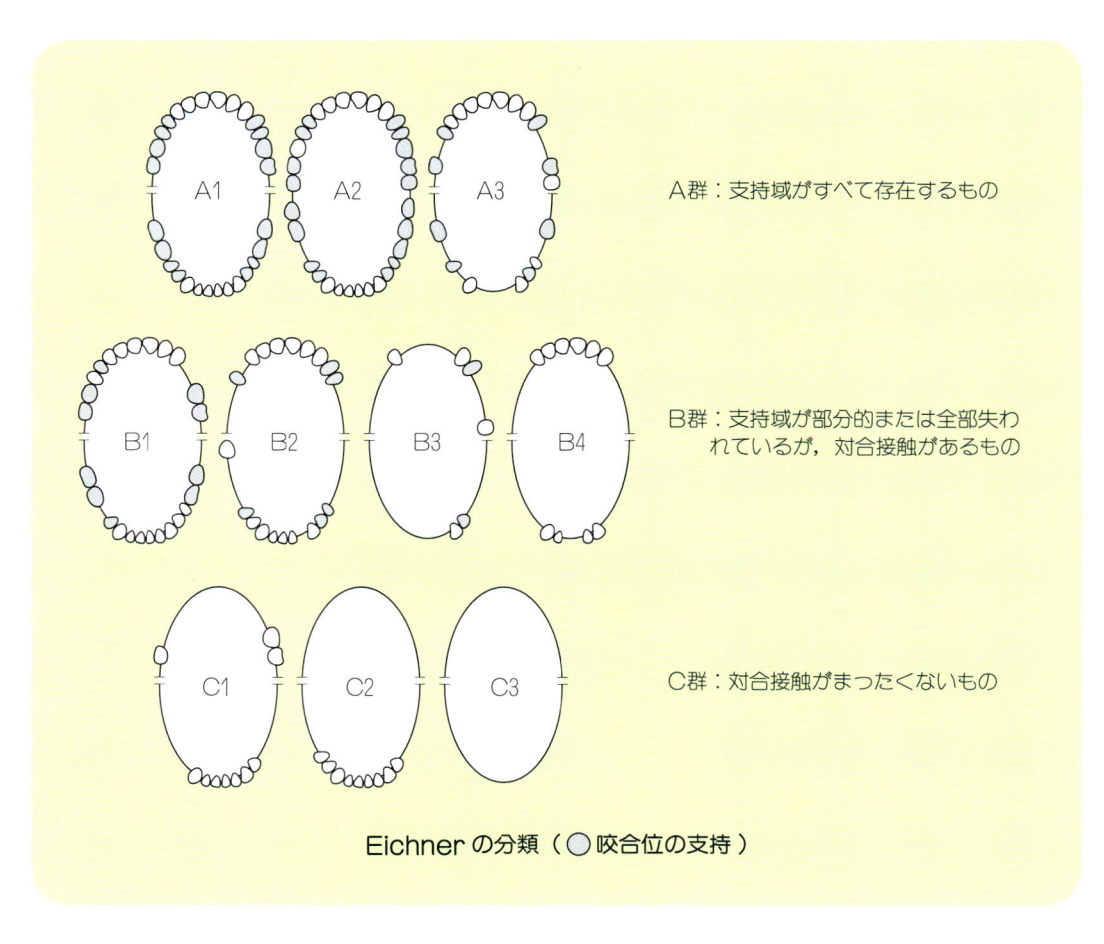

A群：支持域がすべて存在するもの

B群：支持域が部分的または全部失われているが，対合接触があるもの

C群：対合接触がまったくないもの

Eichner の分類（○ 咬合位の支持）

応 用 編

6．義歯の設計に当たっての留意事項
7．義歯設計に関わる印象採得と咬合採得
8．臨床における義歯の設計
9．問題がある設計例

Chapter 6 義歯の設計に当たっての留意事項

1. 義歯の設計に対する評価予測

1）評価の方針

義歯を設計する際，事前にその評価をすることが大切で，次の点について行う．
① 形態的，機能的な欠損をどの程度まで回復可能か．
② 義歯を装着することでどの程度の侵襲を与える可能性があるか．
③ 良好な予後がどの程度の期間維持できるか．

つまり，これから予定される補綴行為のプラス面，マイナス面を十分考慮して，結果として長期間にわたってプラスが多くなるような義歯の設計をする（図6-1）．

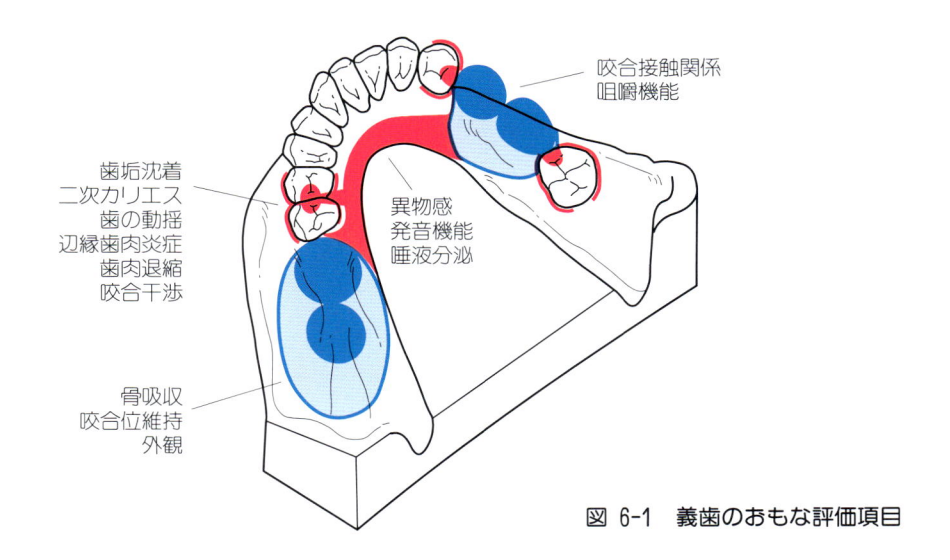

図 6-1　義歯のおもな評価項目

2）目的の再確認

　　欠損歯列を義歯で補綴する目的は，咬合，つまり咬合位や咬合接触関係を形態的，機能的に回復し，長期的に維持させることである．
　　咬合位の回復は外観の回復と同時に顎口腔系の機能の回復，改善のうえで重要であり，咬合接触関係の回復は咬合圧の適切な負担をするのに重要で，これが不良であると義歯が動揺したり，痛みをひき起こしたりして咀嚼が円滑に行われなくなる．

3）義歯の強靱性

　　義歯は咬合圧で変形，破折しないことが重要である．材質的，構造的な観点から検討する．
　　材料そのものの強度を勘案し，強度が不足するようであれば補強する．構造的には応力が集中しないよう，厚みを急に変化させたり鋭角な彎曲は避けるような設計にする．

4）義歯に加わる力の配分

　　支台歯，顎堤に対する力の配分を検討する．後述する．

5）支台歯への力の伝達

　　支台歯に対して負担過重にならない量，方向の力のかけ方を検討する．
　　側方力はできるだけ加わらないように配慮する．

6）支台歯との結合の仕方

　　義歯は支台装置を介して支台歯と結合するが，柔軟な結合の仕方と強固な結合の仕方とがある．強固な結合の仕方のほうが一般に予後がよい．

7）義歯の安定性

　　設計に当たって義歯の安定性に関して考慮すべき点がある．
　(1)　顎側—上顎，下顎：下顎のほうが床面積が小さいため動揺しやすい．
　(2)　残存歯の数，位置，形態：後方歯がなかったり，残存歯が少なく片側に偏っているような場合には，義歯の安定は得にくい．
　(3)　残存歯の健康度—カリエス，歯周疾患：支持，維持，把持が不十分になりやすい．
　(4)　対合歯—天然歯，歯冠補綴物，義歯人工歯：受ける圧力の大きさが異なるため，義

歯の安定性に影響する．
(5) 対合関係—対合する歯や顎堤との位置関係：受ける圧力の方向が変わるため，義歯の安定性に影響する．
(6) 顎堤—形態，性状，人工歯咬合面との位置関係：平坦な顎堤，被圧変位が大きい顎堤は義歯の安定性には不利．人工歯咬合面は咬合圧が顎堤頂上からはずれるような位置では義歯は不安定になる．
(7) その他—口腔軟組織，唾液：義歯は頬や舌など口腔軟組織でも維持されるので，それらが機能不全になると不安定になる．唾液は義歯の維持に重要な因子であり，その不足によって維持が悪くなる．

2．咬合圧負担に関する問題

これは前項の支台歯に対する力の配分や伝達，義歯と支台歯との結合を考える際に基本となるものである（図 6-2）．

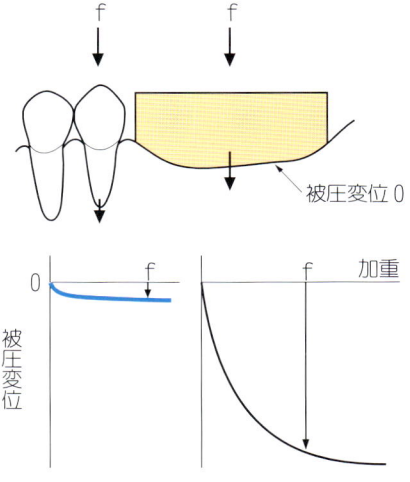

a：歯，顎堤を加重すると顎堤のほうが大きく変位する．

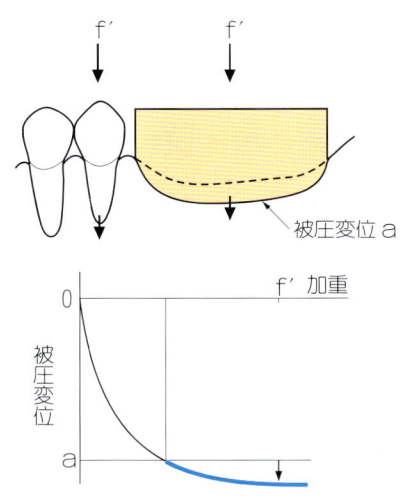

b：顎堤をあらかじめある程度加重して変位させ(a)，そこから，歯，顎堤を加重すると両者の被圧変位量をほぼ同じにできると考えられる．

図 6-2 歯根膜，顎堤粘膜の被圧変位量の調整

1）歯根膜，粘膜の被圧変位量の調整

① 咬合圧は義歯を介して支台歯の歯根膜と顎堤粘膜が負担する．
② 力に対する歯根膜，粘膜の被圧変位性は異なっており，量的には後者が圧倒的に大きい．
③ 両者の圧負担を調整するには，この差をできるだけ小さくする必要がある．
④ 粘膜の被圧変位を小さい状態にして，歯の変位程度に近づけられれば具合がよい．実際には，粘膜部分の印象法と義歯床の面積によってこれを実現する．

2）支台歯の増員

残存歯の負担能力を考慮して支台歯を選択するが，力の大きさ，性質に応じて1歯当たりの負担量を減じるよう支台歯を増員する．

3）緩圧装置の使用

顎堤粘膜の被圧変位性が歯根膜のそれに比べて著しく大きく，上記の方法では調整できない場合には，緩圧装置の使用を検討する．

3．負担組織の変化に関する問題

義歯が長期的に使用できるためには支持組織，つまり残存歯，顎堤が健康で変化しないことが望ましい．

1）カリエス，歯周疾患への対応
——プラークコントロールを重視した設計，材料の選択

歯や辺縁歯肉には義歯床縁や連結子などはできるだけ接触させないこと，またプラークの沈着がしにくい材料を選ぶことが二次カリエスや歯周疾患の予防，増悪防止に重要である．

2）顎堤の変化への対応——負担圧の均等化，追従性のある設計

欠損部顎堤は部分的に加圧されないようにすることが大切．顎堤が経時的に形態変化した場合に床下粘膜には部分的に強い加圧が起きることがあるが，それを修正するための処置がしやすい構造にあらかじめ義歯を設計しておくことが重要である．

Chapter 7 義歯設計に関わる印象採得と咬合採得

　義歯の設計は，適切な印象採得による模型の製作がされていることと，必要に応じて咬合採得が行われて咬合関係が決定していることを前提としている．

1. 印象採得

　印象採得の方法は義歯の咬合圧負担の仕方によって変えることがある．

1）歯根膜支持型の義歯の場合

　義歯が受ける咬合圧の大部分は支台歯で負担され，顎堤はほとんど負担には関与しないので，顎堤の圧負担に対する配慮はあまり要しない．支台歯，顎堤を形態的に正確に印象採得することが重要である．── 解剖的印象

2）粘膜支持型の義歯，歯根膜粘膜支持型の義歯の場合

(1) 顎堤などの床下粘膜は，機能時には床を介して加圧され変形する．床はこれらが変形した状態で咬合圧を負担する．よって，印象は機能時の変形した床下組織を記録することが大切である．

(2) 床下組織の単位面積当たりの圧負担を少なくし，床の支持や把持，維持の効果を高めるため，床面積は可能な範囲で広くする．そのため，印象面には床辺縁の位置として，機能時の非可動部分を明確に記録する必要がある．── 機能印象

3）印象採得の方法

(1) 概形印象採得 ── 既製トレーとアルジネート印象材による．
　　残存歯，欠損部顎堤などを形態的に正確に記録する．
(2) 研究模型の製作 ── 義歯の仮設計と個人トレーの製作用

歯根膜支持型義歯の場合（解剖的印象）
(3) 個人トレーの製作 ── トレー用レジンを用いて研究模型上で製作する．
　① 印象は弾性印象材を用いて行うので，トレー撤去時の印象材の残留変形ができるだけ生じないよう，残存歯周囲には印象材の厚みを確保するためのスペースを設ける．
　② 欠損部顎堤や義歯床辺縁に対応する粘膜部は正確に印象できるよう，トレー内面を模型面に適合させる．とくに辺縁部を正しく印象する必要があるときには，トレーの辺縁にコンパウンドを付着する．
(4) 印象採得 ── 個人トレーと弾性印象材による．
　個人トレーに弾性印象材を盛って残存歯，欠損部顎堤を形態的に正確に印象する．圧をかけることはしない．可動粘膜に接する辺縁部の印象を鮮明に採るには，トレー辺縁につけたコンパウンドであらかじめ辺縁形成を行っておく．
(5) 作業模型の製作 ── 義歯の設計，製作用
　この印象による作業模型には，残存歯や欠損部顎堤に圧がかかっていない状態，つまりあるがままの形が再現されている．歯根膜支持型の義歯はこの模型上で設計されることになる．

粘膜支持型の義歯，歯根膜粘膜支持型の義歯の場合（機能印象）
(3) 個人トレーの製作 ── トレー用レジンを用いて研究模型上で製作する．
　① 印象には弾性印象材を用いるので，残存歯周囲にスペースを設ける．
　② 欠損部顎堤には印象時に印象材を介して十分な圧が加わるよう，トレー内面を模型の顎堤など粘膜部によく圧接する．
　③ 可動粘膜と接する辺縁部の印象を明確に採るため，また顎堤など粘膜部への印象圧を高めるため，印象材の流出を抑えるようコンパウンドをトレーの辺縁に付着する．
(4) 印象採得 ── 個人トレーと弾性印象材による．
　個人トレーに弾性印象材を盛り，口腔内にしっかり圧接して印象する．残存歯は形態的に正確に，欠損部顎堤は機能的に加圧変形された状態で記録される．
(5) 作業模型の製作 ── 義歯の設計，製作用
　この模型には機能時の口腔状態が再現されているので，この模型で適切に設計，製作された義歯は口腔内に装着されて咬合圧を受けたときには，支台歯，顎堤によってバランスよく支持されるはずである．

64　応用編

　つまり，義歯の設計は，こうした印象採得により作られた模型が前提になっているので，印象方法が不適切であれば設計の効果は得られず，かえって好ましくない結果になる．

2．咬合採得

　パーシャルデンチャーの設計をする際，上下顎の咬合関係があらかじめ明らかであることが必要である．
　　① 残存歯，とくに支台歯に予定された歯の対合関係はレストや支台装置の設定を大きく左右する．
　　② 欠損部顎堤の対合する歯あるいは顎堤との位置関係は，義歯床やメタルフレームのレジン維持格子などの外形決定に影響する．
　よって，設計のための模型ができたら咬合採得により上下顎の歯列や顎堤の関係を決定して，必要があれば咬合器に装着する．義歯の設計はその模型について残存歯，欠損部顎堤の対合関係をよく確認してから実施する．

1）咬合採得の原理

　咬合採得とは"上下顎の位置関係，とくに機能的に正しい咬頭嵌合位つまり中心咬合位を決定し記録すること，さらに咬合平面を決め，歯列や顔貌の修復についての形態的予測を行うなどの一連の臨床的行為"である．
　咬頭嵌合位は歯によって決まる下顎の位置なので，歯が多く失われるとこの下顎位も決まらなくなる．義歯で咬合を回復するには，咬頭嵌合位をまず決めなければならない．
　咬頭嵌合位は三次元的な下顎位であるので，咬合採得における咬合位の記録ではこの下顎位を上下的，水平的にそれぞれ適切に決定する．

2）咬合位の記録の方法

　(1) 残存歯によって適切な咬合位（咬頭嵌合位）が確保されている場合
　　① 模型が咬合位で落ち着く場合 ── 上下顎模型をそのまま嵌合させる（**図7-1**）．
　　② 模型が咬合位で落ち着かない場合 ── 口腔内で咬頭嵌合位のチェックバイトをとり，それを介して模型を咬合させる．あるいは次の(2)と同様に咬合床を用いて咬合関係を記録し，それを介して模型を咬合させる（**図7-2**）．
　(2) 残存歯の対合接触はあるが咬合位（咬頭嵌合位）が決まらない場合
　　咬合床を装着して，残存歯の対合接触を参考にしながら適切な咬合位を求め，記録する（**図7-3**）．

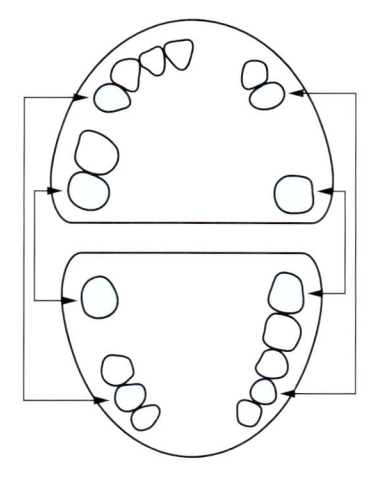

図 7-1 咬頭嵌合位が4つの支持域によって確保されている場合（Eichner A-3）

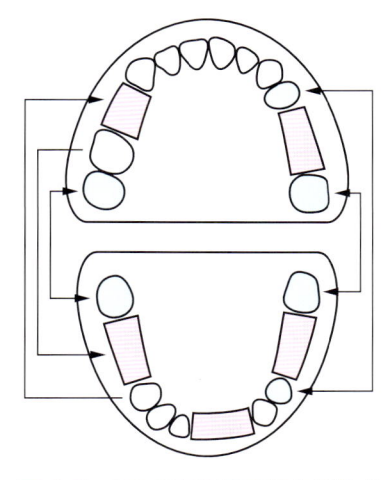

図 7-2 3つの支持域で咬合接触があるが，咬頭嵌合位が不安定な場合（Eichner B-1）

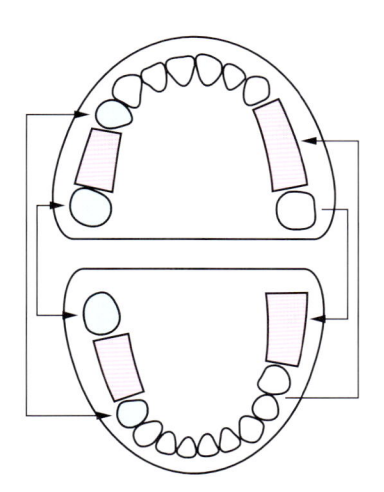

図 7-3 2つの支持域で咬合接触があるが，咬頭嵌合位が決まらない場合（Eichner B-2）

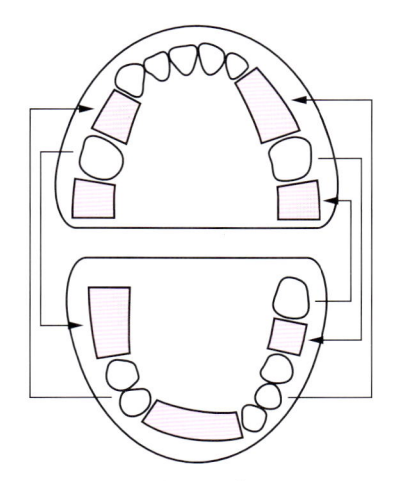

図 7-4 咬合接触がない場合（Eichner C）

なお，残存歯が咬耗や不適当な補綴によって対合接触が不正であるとみられる場合には，次の対合接触がない場合の方法を用いる．

(3) 残存歯の対合接触がない場合

咬合床を装着して，下顎安静位などを参考にして上下的に，またタッピングポイントやゴシックアーチを参考にして水平的に適切な咬合位を求め，記録する（図7-4）．つまり，無歯顎の咬合採得の場合と同じ方法を用いる．

こうした咬合の記録は義歯の設計前に行うのが原則であるが，設計を先に行い，メタルフレームが完成した後でそれを咬合床として咬合記録を行う場合もある．

Chapter 8 臨床における義歯の設計

　基礎編ではパーシャルデンチャーの設計についての基本的な事項や設計の仕方などを述べた．実際の臨床ではその通りにできる場合もあるが口腔内外の状況によってそれらは変更を余儀なくされることも少なくない．

1．臨床模型への応用

　設計の手順そのものに変わりはなく，基礎編で示した通り，大筋はレスト，義歯床，連結子，支台装置の順に行う．隣接面板の使用や小連結子と大連結子の設計の順番などは状況に応じて適宜変更する．
　次の臨床模型ではこれまでの基礎実習用模型とは異なり，歯列の乱れ，歯冠修復歯，歯頸部歯肉の退縮，骨隆起などがみられるが，設計上あまり違いはない．手順に従って行えば義歯の設計は容易である．

症例 1　図8-1

７６５|６７欠損で，残存歯はすべて歯冠修復され，歯冠がやや短いが骨植には問題がない症例である．両側性遊離端義歯の適応で，両側小臼歯が支台歯として十分なので，咬合支持としてレストは欠損に隣接する歯の非欠損側とその隣在歯にかけて設置し，欠損側歯面に対合して隣接面板を設ける．床の頬側縁はサベイラインに沿わせ，大連結子は義歯の支持，把持，維持の効果を得るためパラタルストラップとして幅広く左右の床を連結する．間接支台装置は設けていないが，隣接面板や大連結子などによって義歯の動揺は抑制できるだろう．左側の支台装置は双子鉤，右側の支台装置は外観を考慮して犬歯にフック状のものとする．支台歯の歯冠は歯頸部に比して咬合面が大きく，いわゆる開いた形で，頬側のクラスプ先端の位置が咬合面寄りになり，鉤腕が鉢巻き状になりやすいので注意が必要である．舌側の鉤腕はクラスプの維持力を勘案して維持鉤腕あるいは把持鉤腕とする．

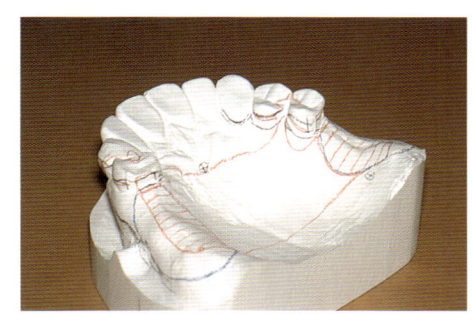

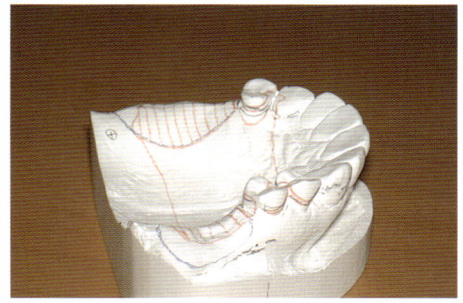

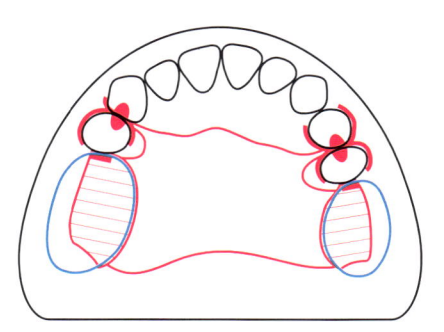

図 8-1　両側性上顎遊離端義歯の例

症　例　2

図 8-2

7 6 5|4 5 6 7 欠損で，4 3| は歯冠修復されている．|3 の舌側にわずかな骨隆起がある．この症例も典型的な両側性遊離端義歯の適応例である．残存歯に問題がないのでまずレストを欠損に隣接する歯に設置する．|3 にはレストを欠損側に舌面と遠心隅角にかけて設ける．欠損部分が大きいのであえて非欠損側にすることはないだろう．床は支障がない範囲で大きくとる．大連結子はリンガルバーを用いたが，|3 の部分でバーの上縁が歯頸部に接近するので，この部分だけは犬歯の舌面にまで延ばすべきかもしれない．支台装置は|3，4| に単純鉤，2 腕鉤を用いる．前例と同様に間接支台装置は設けないが，床や大連結子によってその効果が得られるだろう．もし支台歯の骨植が不十分であれば，前歯の隅角にレストを設けて力の分散をはかることが考えられる．

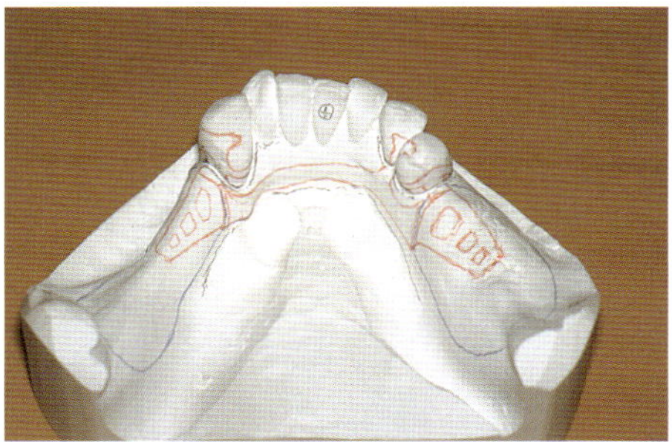

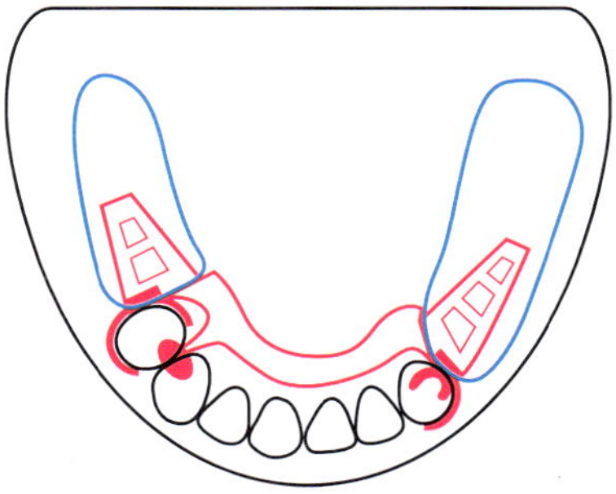

図 8-2　両側性下顎遊離端義歯の例

症例 3 図8-3

 ̄5 6 7 欠損で，両側小臼歯部舌側に骨隆起がある症例である．片側の3歯欠損の症例では条件によって義歯は片側性か両側性で設計される．この例では欠損部が長いので両側性の設計にする． ̄3 4 のレスト，支台装置，隣接面板だけでは義歯の安定は得にくいので，反対側に2つの間接支台装置を設ける．間接支台装置が1つではレスト間線が1本で，義歯の遠心端の動きが阻止できない可能性があるからである．

下顎の骨隆起について，多くの場合，外科的削除をしないでも義歯の製作は可能である．この2つの例にみるように，大連結子や床の下縁を骨隆起の上に置くのではなく舌側にまで延ばして設ける．粘膜が薄い場合にはリリーフする．

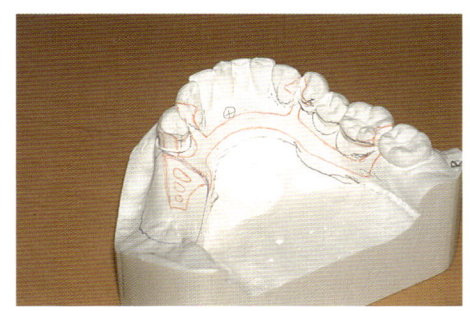

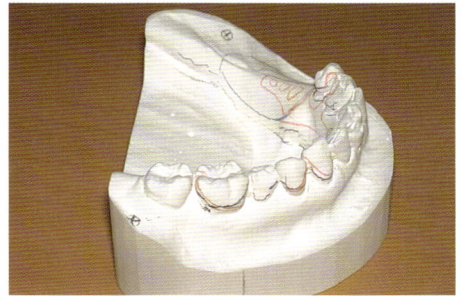

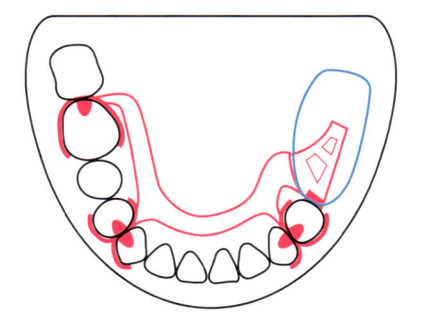

図 8-3 片側性下顎遊離端義歯の例

症例 4　図 8-4

　2 1|1 − 5 7 欠損の症例で，残存歯はすべて歯冠修復されている．欠損部の骨吸収が比較的大きい．前歯部顎堤唇側のサベイラインの位置を優先したことから残存歯のアンダーカット領域は大体遠心に偏っている．3|6 に直接支台装置，7 6| に間接支台装置を設け，口蓋をプレートで広く覆うことで|6 の負担を軽減し，義歯の安定を図ることにした．

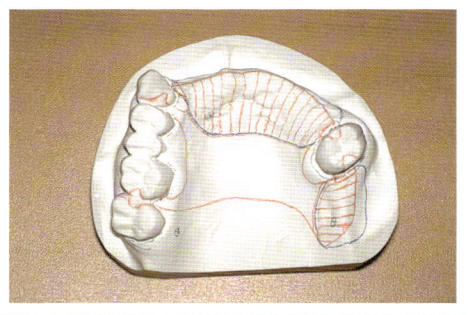

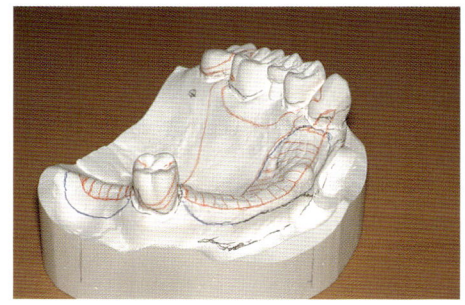

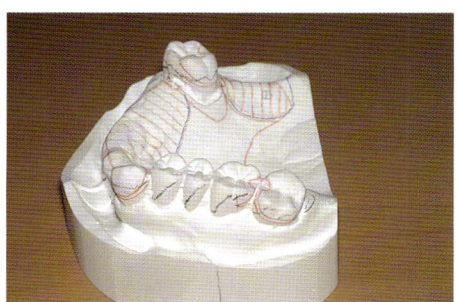

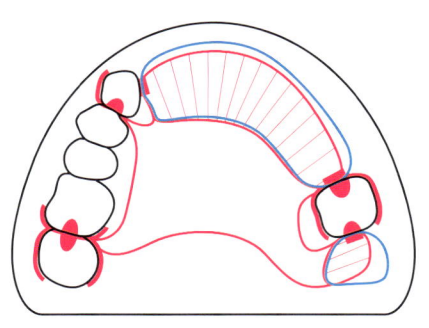

図 8-4　片側性上顎複合義歯の例

2．臨床実習における設計例

　これまでは，対合には触れず片顎のみで設計を述べてきたが，実際には対合関係が重要である．たとえば，レストは基本的には前述の原則に従って設置位置が決められるが，支台歯が天然歯の場合，すでに咬耗していてレストシートが規定通りに形成できない場合が少なくない．対合歯の咬頭を削除することもあるが，それでもレストを設置するには対合歯との十分な隙間が得られないことがある．支台歯にインレーやクラウンなどの歯冠修復を施してレストシートを設けることもあるが，実際にはレストが十分設置できるよう位置を変更することも少なくない．

　また，義歯床は必要十分なだけの広さが求められ，後方部では上顎結節や臼後三角を被覆するのが原則になっているが，対合歯が挺出している場合，そのままでは原則通りにはできないことがある．咬合干渉にならない範囲に床後縁を短縮せざるを得ない．

　残存歯の状態については基礎編では考慮されなかったが，これによっても設計が変更されることがある．たとえば，大連結子について，下顎では非可動粘膜の幅が十分あればリンガルバーが第一に適応となるが，残存歯が動揺していて近い将来抜けると予想される場合には，リンガルプレートを用いて当面残存歯の固定と喪失後には人工歯を増歯できるようにすることがある．同様に，床縁の残存歯に近い部分はできるだけ歯頸部から離すことが原則とされているが，残存歯の動揺が著しい場合には喪失後の増歯処置がしやすいよう床縁を基底結節部やサベイラインの辺りまで延長して接触させることがある．

　外観の面でも設計が変わることがある．義歯床の唇側縁は原則的にはほぼサベイラインの位置に設定するが，その位置では床縁が外観に触れて不自然になる場合にはアンダーカット部分をブロックアウトして床縁を歯肉移行部まで延長する．

　こうした変更は症例の状況に応じて適宜行われる．

　そこで，学生の臨床実習における義歯の設計例をいくつかみてみる．口腔内の診察やエックス線検査などからの診断結果（**表 8-1**）に基づいて設計が行われている．

症 例 1　　図 8-5，表 8-1

　7－1|1－4，7̄ 3̄ 2̄|4̄－7̄ 欠損で咬合支持はない．上下顎残存歯はいずれも骨吸収が進み，歯肉の著しい退縮がみられるが，骨植は比較的良好で動揺度は 2 以下である．

　上顎は 3 歯のみ残存で粘膜支持型の義歯になる．口蓋を広く覆うことで義歯の支持，把持，維持をほとんどこれに依存することになるが，残存歯にもレスト，クラスプを設置して咬合圧の負担をさせる．これらはすべての歯に設置されているが，残存歯への負担の分

72   応用編

散を意図している．

　下顎は両側性の臼歯および前歯欠損で，残存歯へのレストやクラスプの設置がしやすいため義歯の安定は得やすいだろう．上顎と同様ほとんどの残存歯に支持を求めている．3̄ のレストは舌面を近遠心的に横断する形になっている．この形はレストを近心，遠心に別個に設けるよりも効果的である．臼歯に用いられることもあるが，咬合干渉にならないようレストシートの形成が十分できることが必要である．なお，4̄ の舌側鉤腕と3̄ の頬側鉤腕が接触して咬合干渉にならないよう配慮することが大切．そのためには模型を咬合器に装着した後，設計するのがよい．

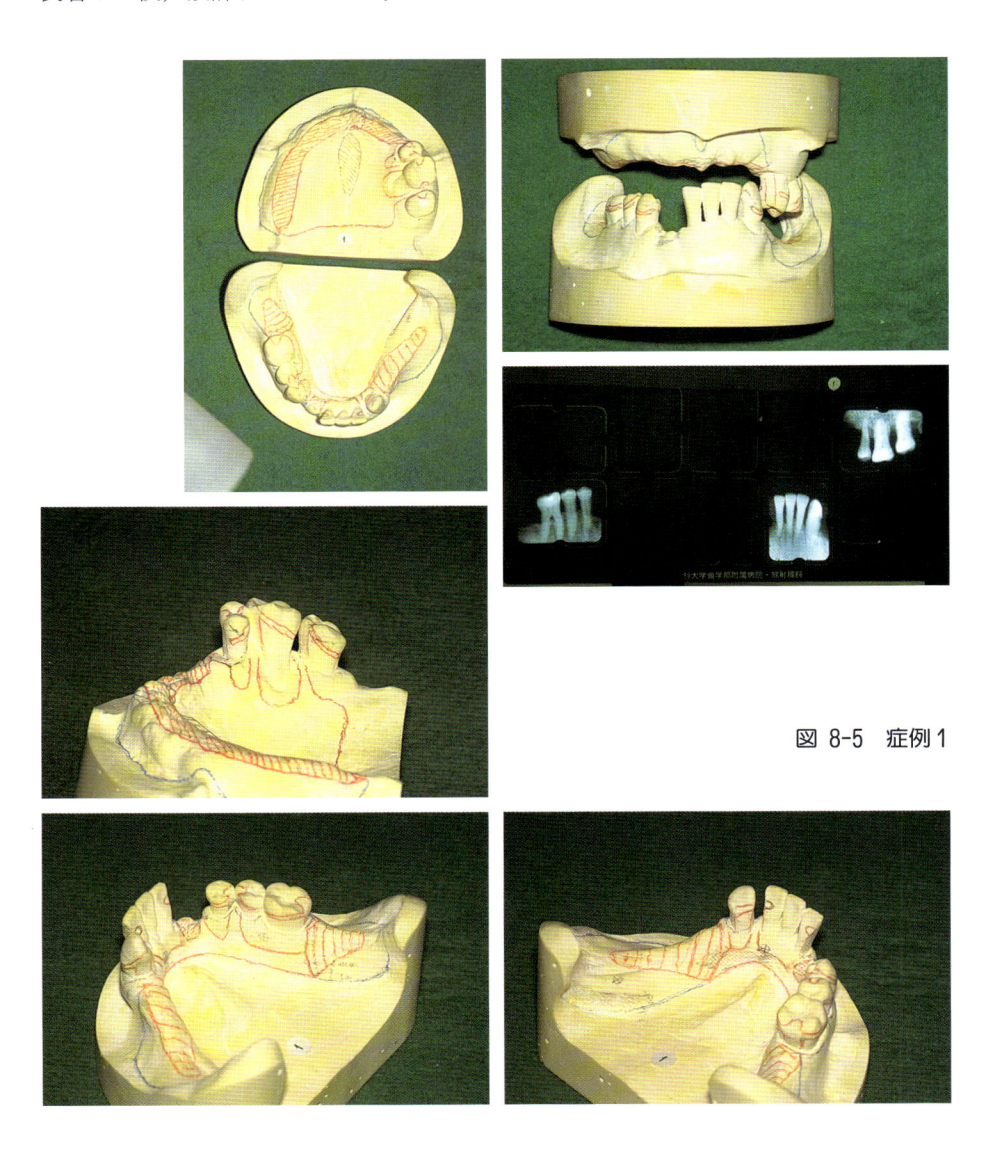

図 8-5　症例1

8．臨床における義歯の設計

症例 2　　図8-6，表8-1

|1 2 4，6̄5̄4̄|5̄6̄7̄ 欠損．咬合支持はある．上下顎残存歯は骨植良好．

　上顎は小さな中間欠損であるが，5̄ 4̄|の間接支台装置によって義歯の安定が図られている．|3̄ が欠如しているのでこの部には下顎の犬歯が咬み込んでいないことを確かめることが大切である．また，|3̄ の舌面に設けられたレストは前例と同じ近遠心横断する形であるが，上顎歯であるからとくに咬合干渉にならないように注意する．1̄|3̄ には鉤腕の短いフック状のクラスプが用いられており，外観に配慮している．

　下顎は複合義歯で，典型的な設計になっている．

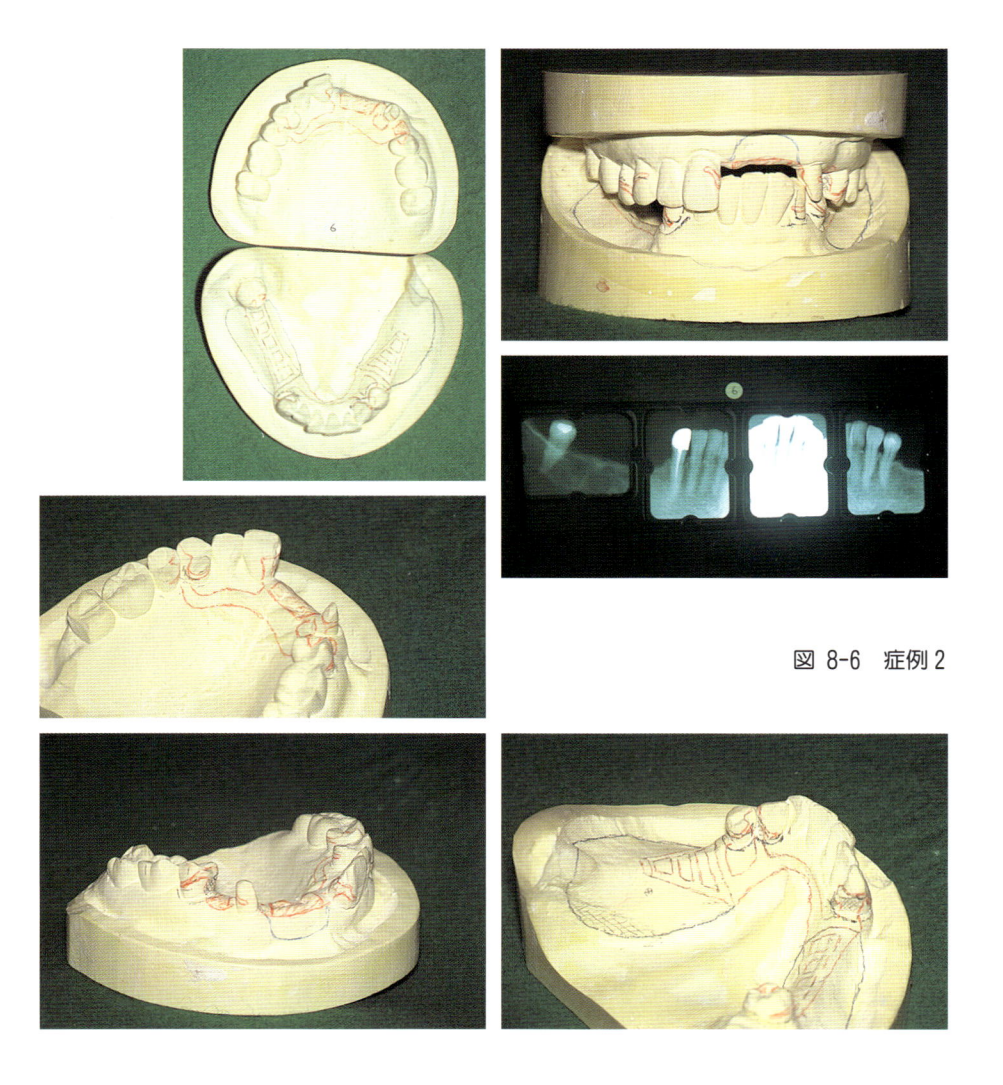

図 8-6　症例2

症例 3 図8-7, 表8-1

６５４|６７ 欠損．下顎には欠損がなく，咬合支持はある．
　残存歯の骨植状態はいずれも不良なため，暫間的な義歯としている．床で口蓋を広く覆うことで支台歯の負担軽減を図っている．3|3 の舌面にレストの代わりとして床縁を乗せているが，ここには正規のレストを設けるべきである．とくに |4 5 は骨植が著しく不良なのでこの部にだけレストを置くのは負担過重になるだろう．これらの歯の口蓋側は床縁で把持されているが，歯面との間に隙間ができないように注意する．床縁をレスト代わりに用いることは時折みられるが，床縁が歪んでレストとしての効果は得られない．
　レジン床ではそのたわみを防ぐため太めの補強線を埋設する．

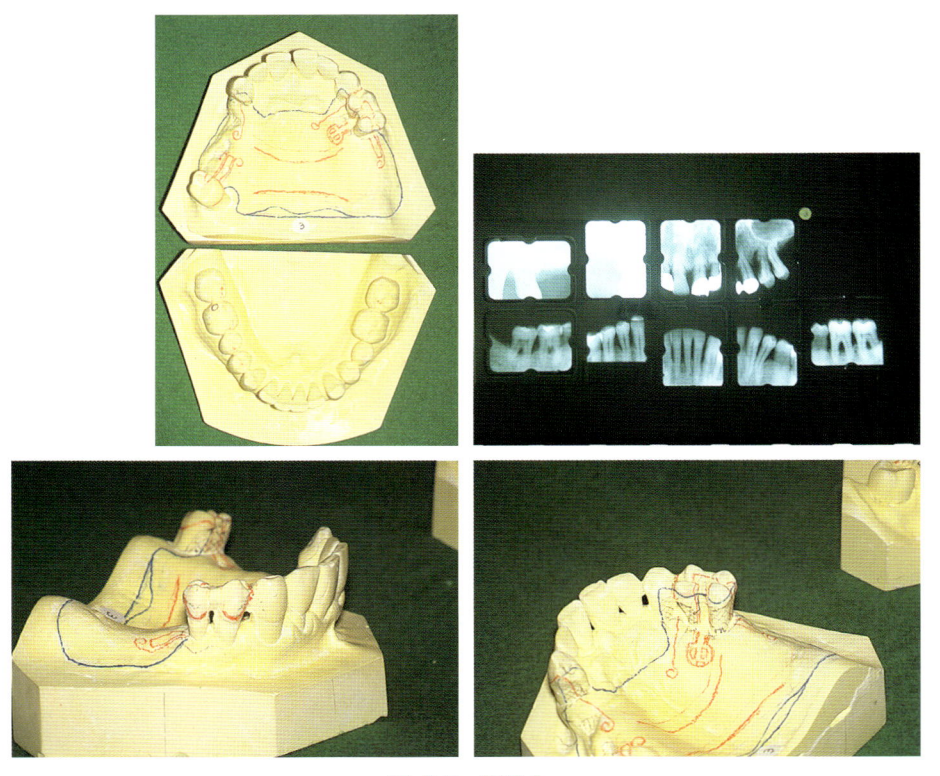

図 8-7　症例3

症例 4　　図 8-8, 表 8-1

6 1|4 5 6 欠損．上顎には欠損がなく，咬合支持はある．

　残存歯には歯冠補綴が不適当な箇所があるが，骨植は良好．中間欠損で典型的な設計になっている．7|7 には近心舌側のアンダーカットを利用したリングクラスプが用いられている．こうした最後臼歯にはよくリングクラスプが用いられる．1| 欠損部は小さいので隣接歯による支持は不要である．

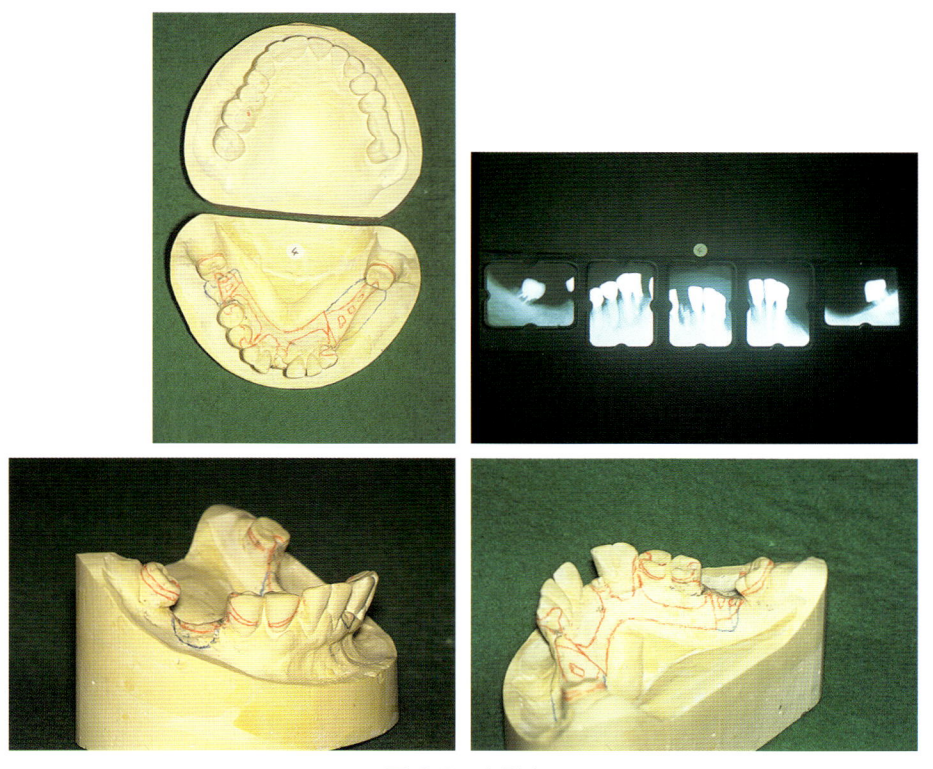

図 8-8　症例 4

症例 5　　図 8-9, 表 8-1

7654|234567 欠損．上顎には欠損がなく，咬合支持はある．
　残存歯の骨植は良好．|4 では頬側近心，舌側遠心のアンダーカットを利用してハーフアンドハーフクラスプが用いられている．|1 には遠心隅角に切縁レストのみ設けられているが，その小連結子により維持の効果も得られるはずである．

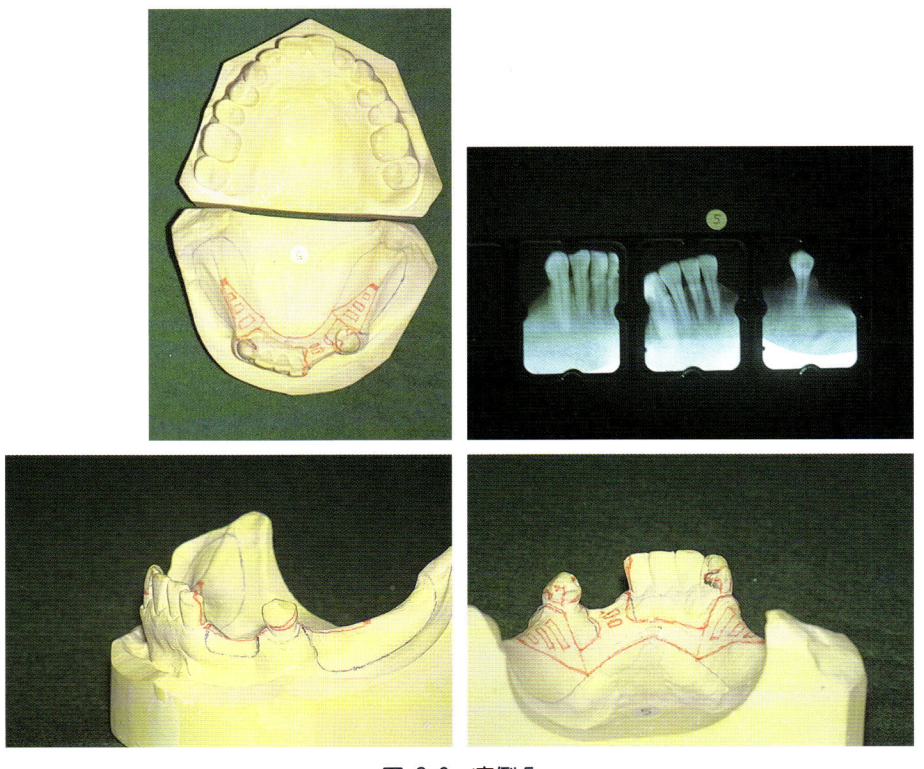

図 8-9　症例 5

8．臨床における義歯の設計　77

症 例 6　　図8-10，表8-1

7 6 5|欠損．上顎は無歯顎．

　残存歯，とくに前歯の骨植状態が不良で動揺度2である．前歯部舌側の歯肉が著しく退縮している．片側性大臼歯欠損で対合歯がない場合，義歯は通常片側性の設計になることが多いが，ここでは支台装置を反対側に設けて両側性の設計とし，前歯部は歯肉退縮のために舌側歯槽堤部のスペースが十分とれないことと，近い将来前歯が失われたときに人工歯で増歯できるようにリンガルプレートを用いている．

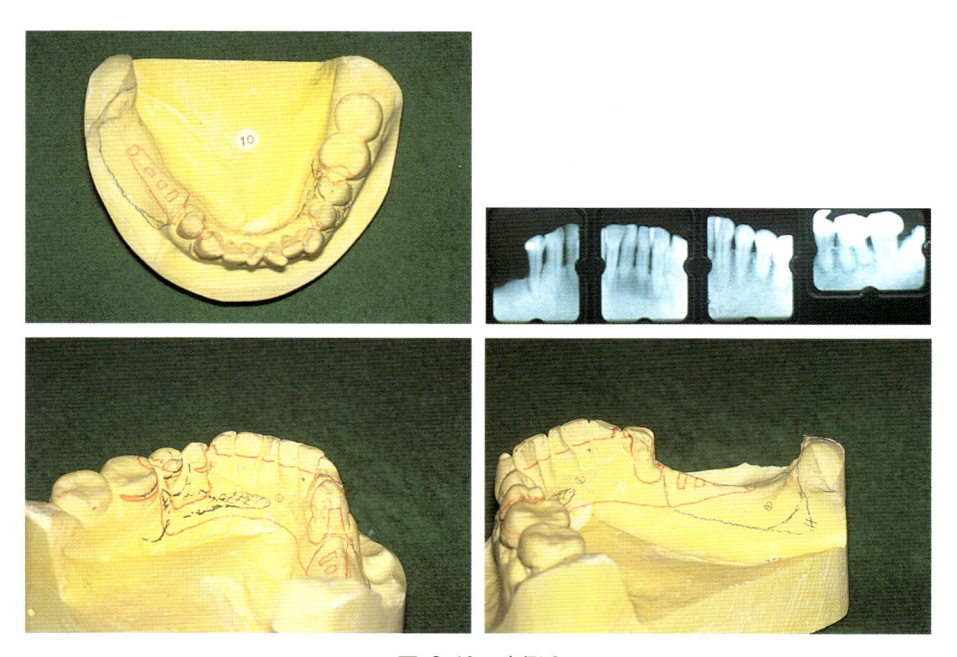

図 8-10　症例6

　以上，症例1〜6の設計を歯列模式図上に示す（図8-11）．

78　応　用　編

症例 1

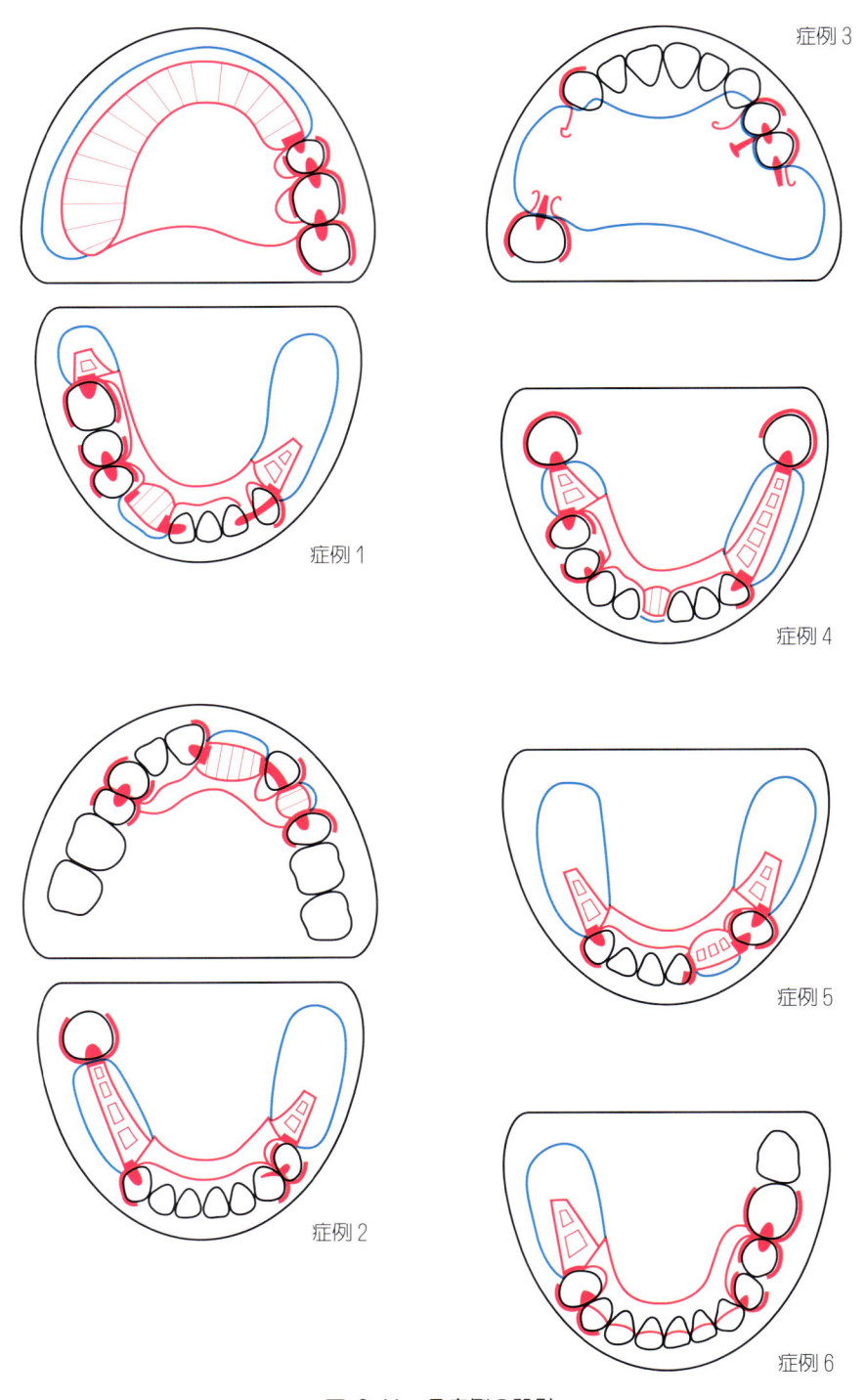

症例 2

症例 3

症例 4

症例 5

症例 6

図 8-11　各症例の設計

8．臨床における義歯の設計　79

表 8-1　各症例の支台歯，欠損部顎堤などの検査結果の概要

診査項目	症例1	症例2	症例3	症例4	症例5	症例6
支台歯						
打　診（−，＋）	−	−	−,＋	−	−	−,＋
動揺度（0，1，2）	1, 2	0	2	1	0	1, 2
歯　肉						
炎　症（−，＋，＃）	＋	−	＋	＋	−	−,＋
歯周ポケット深さ（＜2 mm：0, 2〜4 mm：1, ＞4 mm：2）	1, 2	1	2	1, 2	1	1, 2
欠損部顎堤						
高　さ（平坦：0，中等：1，高い：2）	1	1	1	1	1	1
幅（丸広：0，丸狭：1，鋭狭：2）	0	0	0	1	1	1
被圧変位性（中等：0，軟らかい：1）	0	0	0	0	0	0
アンダーカット（−，＋）	−	−	−	−	−	−
エックス線像						
CR比（＜1/3：0, 1/3〜1/2：1, ＞1/2：2）	2	0, 1	2	1	0, 1	0〜2
歯根膜腔（−，＋，＃）	＋	−	＋	＋	−,＋	＋
舌側歯槽堤						
幅（＜7 mm：0, ＞7 mm：1）	1	1		1	1	0
アンダーカット（−，＋）	−	−		−	−	−

3. 臨床例にみる義歯の設計

　パーシャルデンチャーで補綴した症例についてどのような設計が施されているかをみてみる．これらの症例は学生の臨床実習に採用されたもので，残存歯や顎堤，咬合関係，顎機能などにあまり問題がないので，基本的なパーシャルデンチャーの設計を理解するのに適していると考えられる．

　症例をKennedyの分類に従って表示する．

Ⅰ級　上顎

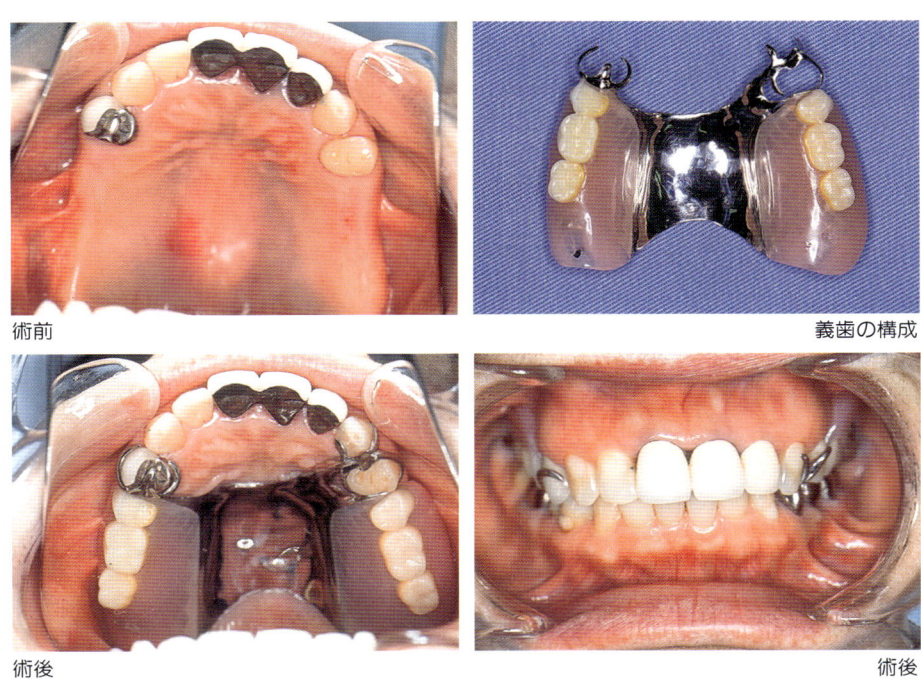

術前

義歯の構成

術後

術後

図 8-12　Ⅰ級上顎 ①
7 6 5|5 6 7 欠損．金属床義歯，4|3 4 レスト，パラタルストラップ

8．臨床における義歯の設計　　81

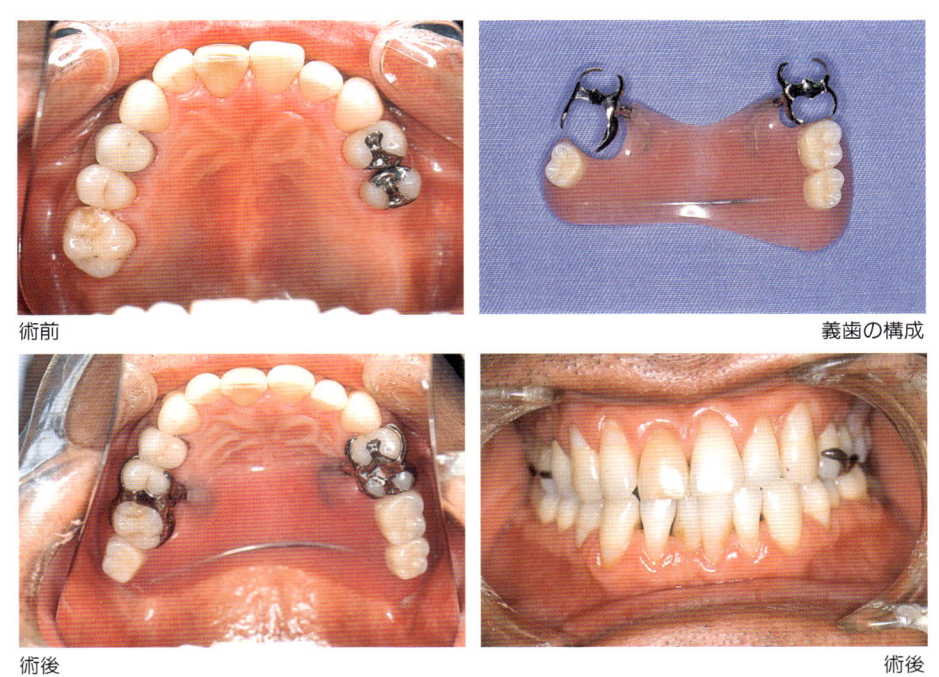

術前　　　　　　　　　　　　　　　　　　　義歯の構成

術後　　　　　　　　　　　　　　　　　　　術後

図 8-13　Ⅰ級上顎 ②
7|6 7 欠損．レジン床義歯，6 5|4 5 レスト

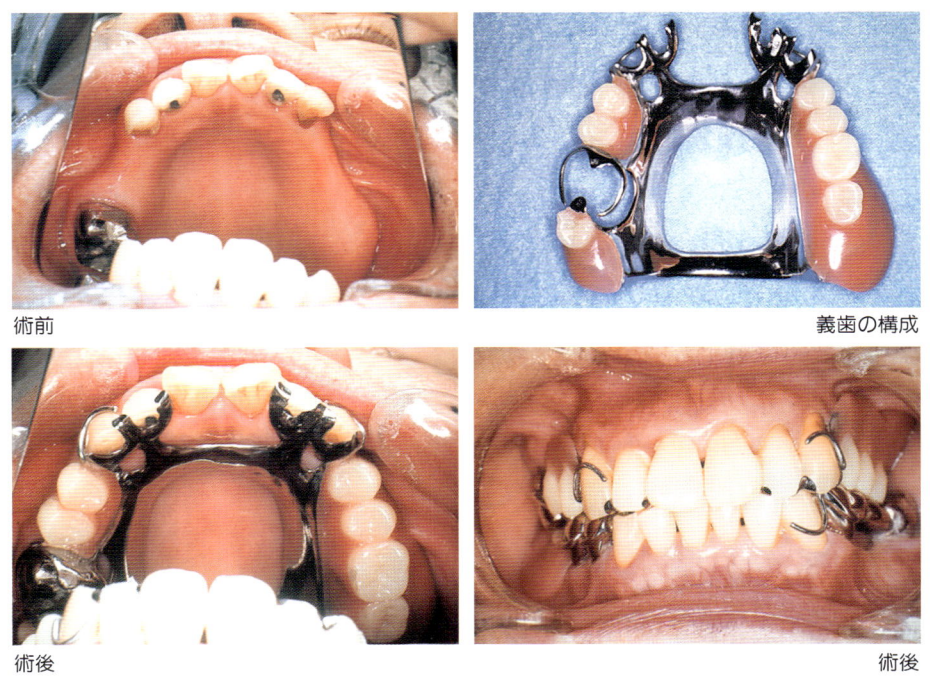

術前　　　　　　　　　　　　　　　　　　　義歯の構成

術後　　　　　　　　　　　　　　　　　　　術後

図 8-14　Ⅰ級1類上顎
7 5 4|4 5 6 7 欠損．金属床義歯，6 3 2|2 3 レスト，前後パラタルバー

82　応用編

I級　下顎

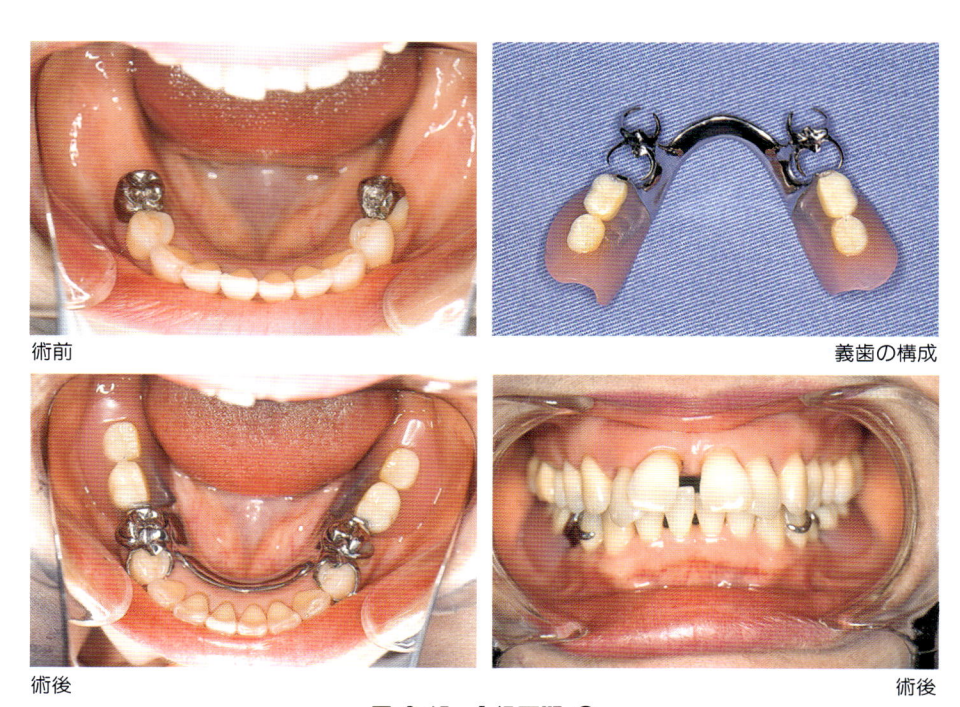

術前

義歯の構成

術後

術後

図 8-15　I級下顎 ①
7̄6̄|6̄7̄ 欠損．金属床義歯，5̄4̄|4̄5̄ レスト，リンガルバー

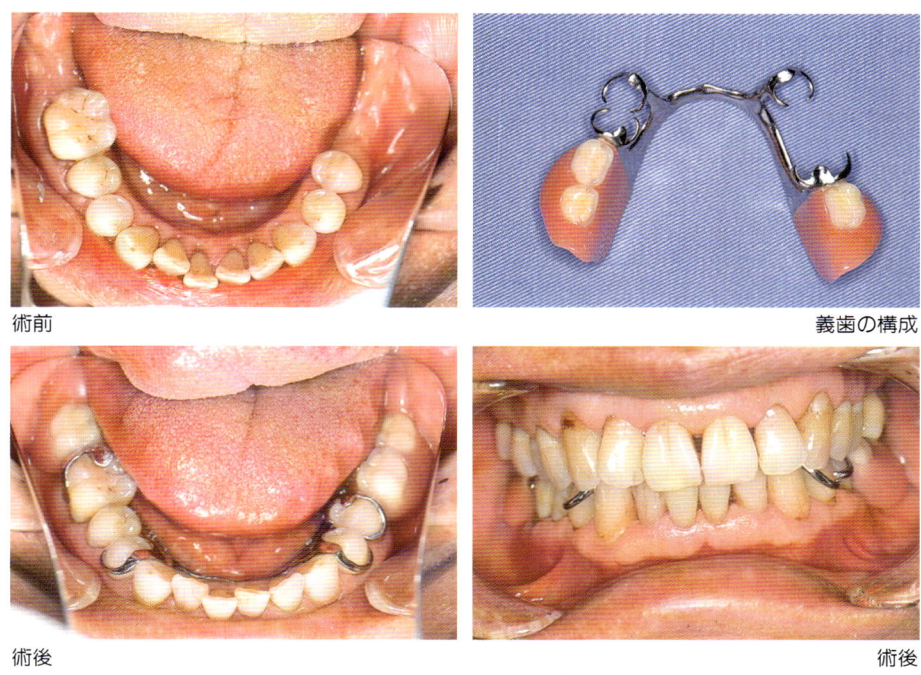

8．臨床における義歯の設計　83

術前　　　　　　　　　　　　　　　義歯の構成

術後　　　　　　　　　　　　　　　術後

図 8-16　Ⅰ級下顎 ②
7|6 7 欠損．金属床義歯，6 4|4 5 レスト，リンガルバー

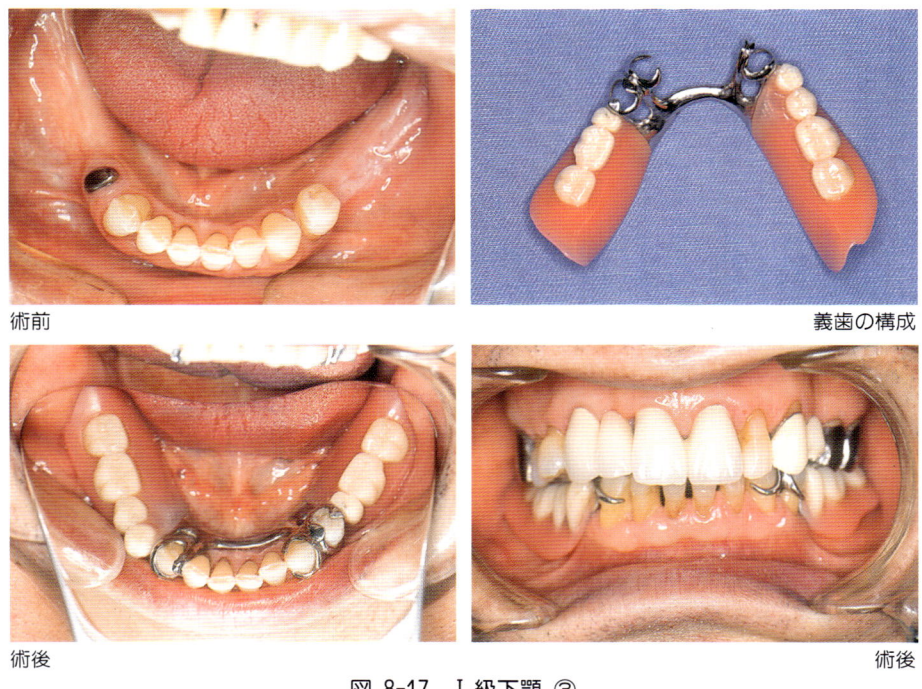

術前　　　　　　　　　　　　　　　義歯の構成

術後　　　　　　　　　　　　　　　術後

図 8-17　Ⅰ級下顎 ③
7 6 4|5 6 7 欠損，5| 根面キャップ．金属床義歯，3 2|3 4 レスト，リンガルバー

術前　　　　　　　　　　　　　　　　　　　　　義歯の構成

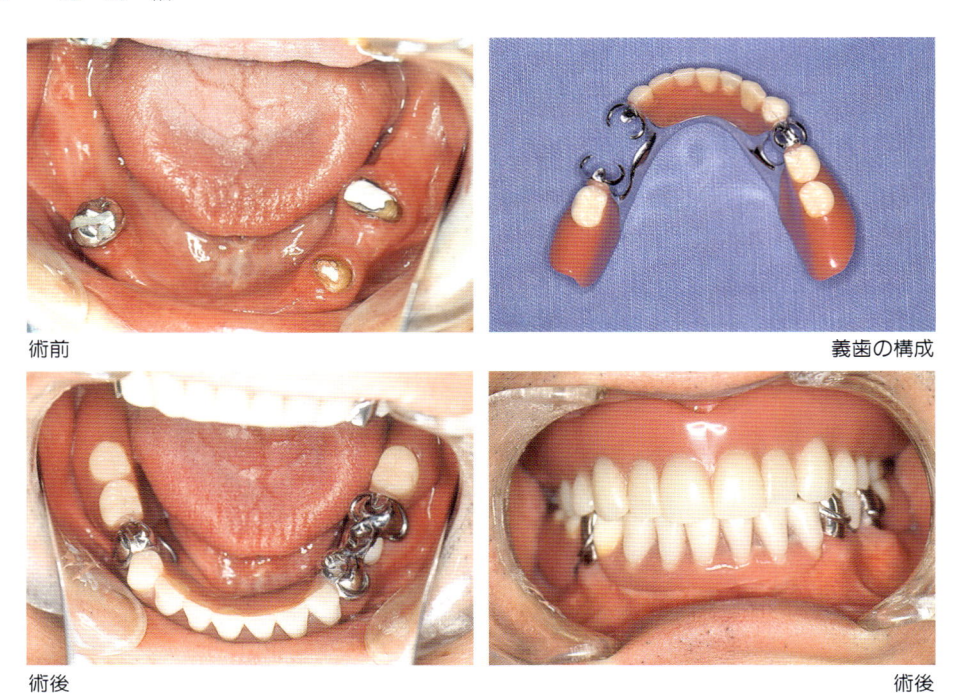

術後　　　　　　　　　　　　　　　　　　　　　術後

図 8-18　Ⅰ級1類下顎 ①
7 6 4 3 2 1|1 2 3 7 欠損．金属床義歯，5|4 6 レスト，リンガルバー

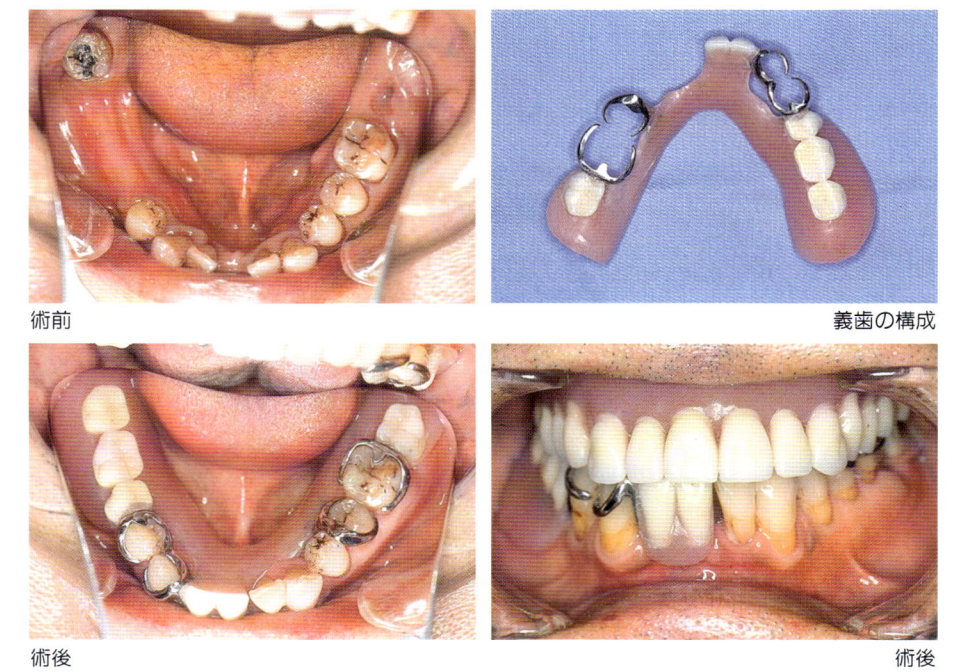

術前　　　　　　　　　　　　　　　　　　　　　義歯の構成

術後　　　　　　　　　　　　　　　　　　　　　術後

図 8-19　Ⅰ級1類下顎 ②
7 6 5 2 1|7 欠損．レジン床義歯，4 3|5 6 レスト

II級　上顎

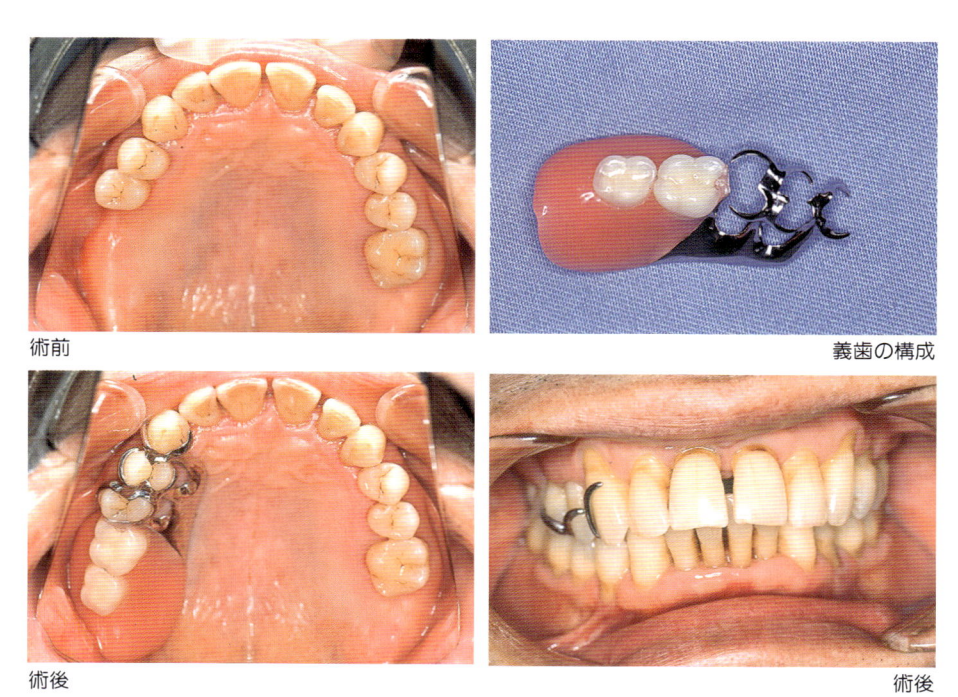

術前

義歯の構成

術後

術後

図 8-20　II級上顎
7 6│欠損．金属床義歯，5 4 3│レスト，パラタルバー

86 応用編

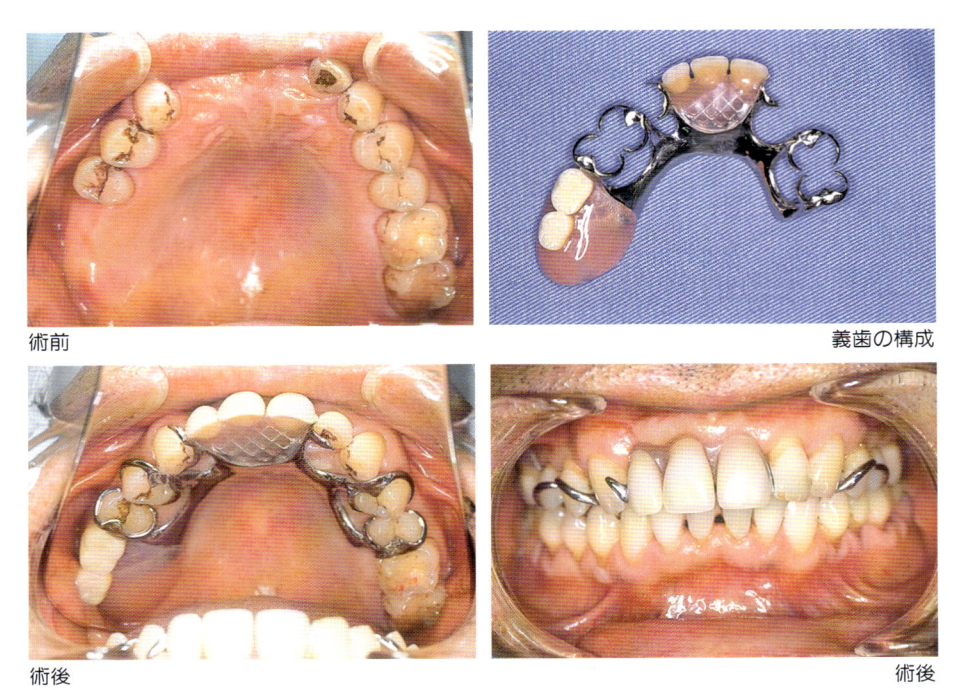

術前 　　　　　　　　　　　　　　　　　　　　　　義歯の構成

術後 　　　　　　　　　　　　　　　　　　　　　　術後

図 8-21　Ⅱ級1類上顎 ①
7 6 2 1|1 欠損．金属床義歯，5 4 3|2 4 5 レスト，パラタルバー

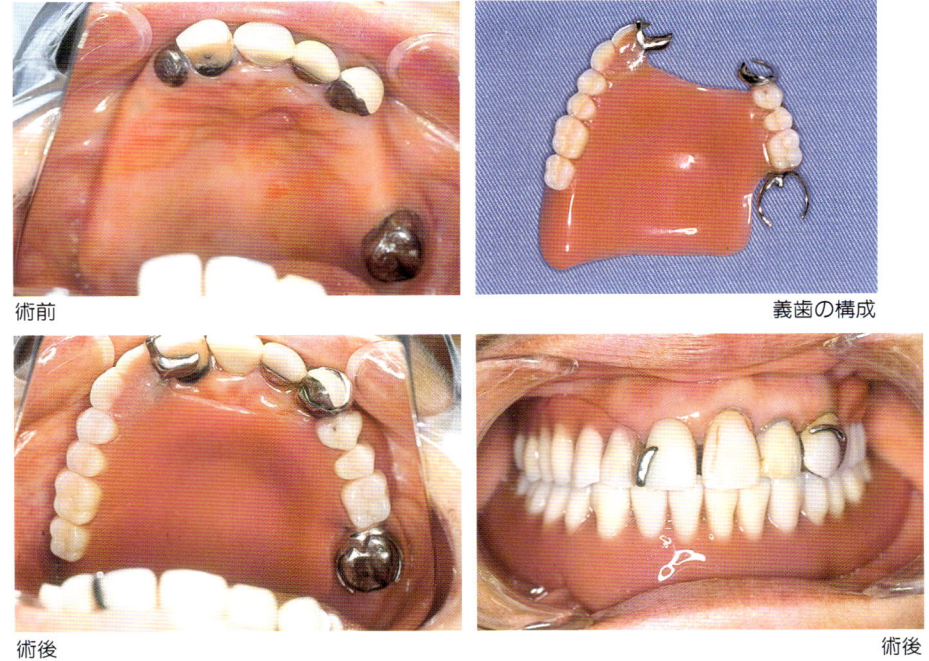

術前 　　　　　　　　　　　　　　　　　　　　　　義歯の構成

術後 　　　　　　　　　　　　　　　　　　　　　　術後

図 8-22　Ⅱ級1類上顎 ②
7 6 5 4 3|4 5 6 欠損，2|根面キャップ．レジン床義歯，1|3 7 レスト

8．臨床における義歯の設計　87

II級　下顎

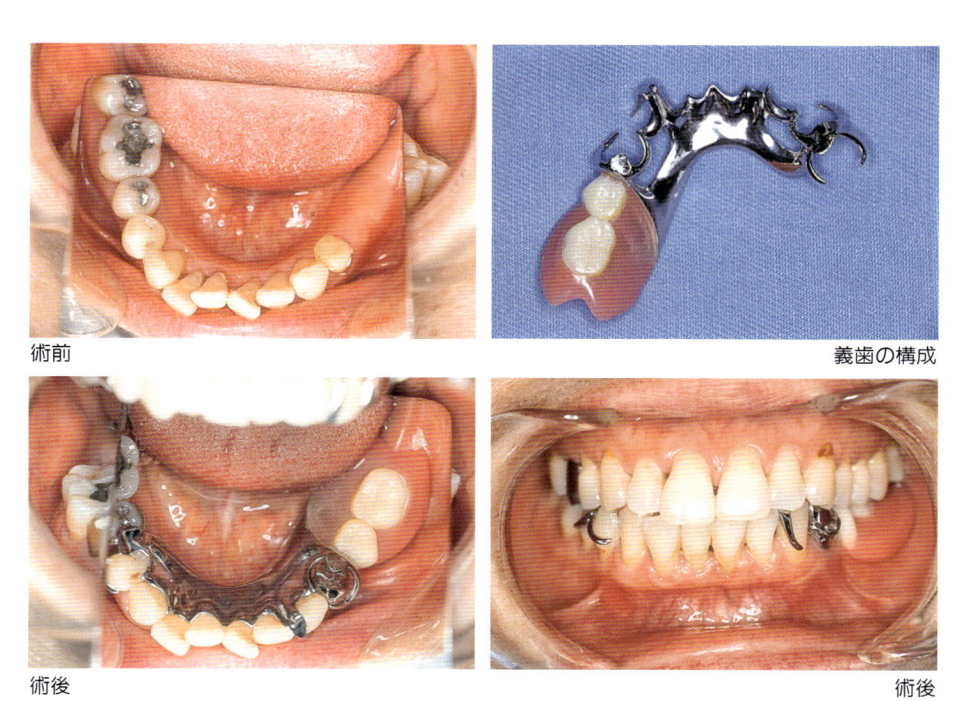

術前

義歯の構成

術後

術後

図 8-23　II級下顎 ①
$\overline{567}$ 欠損．金属床義歯，$\overline{54|234}$ レスト，リンガルプレート

88 　応 用 編

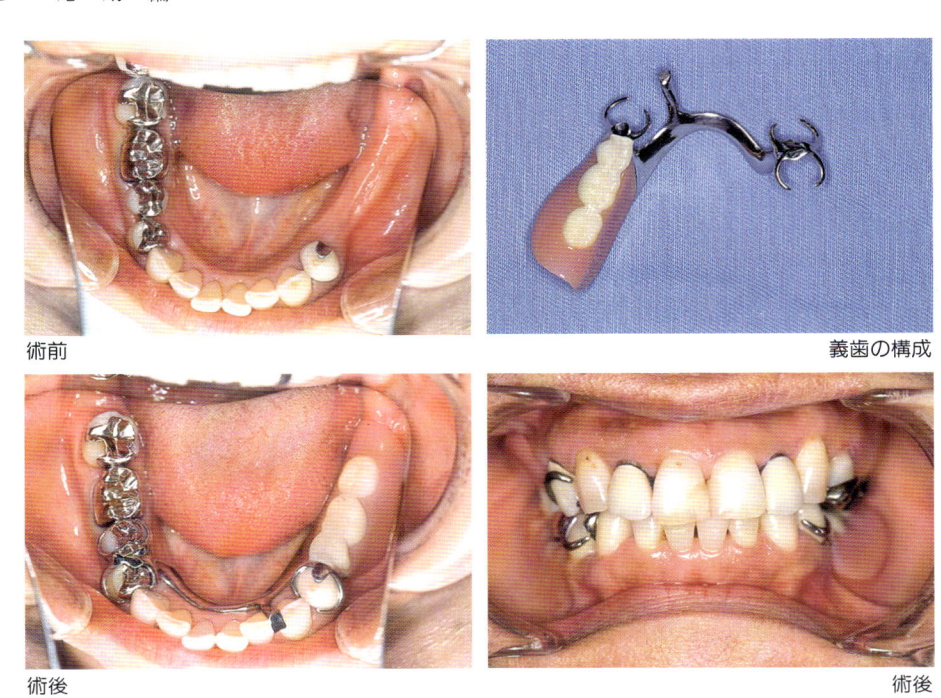

術前　　　　　　　　　　　　　　　　　　　義歯の構成

術後　　　　　　　　　　　　　　　　　　　術後

図 8-24　Ⅱ級下顎 ②
　5̄ 6̄ 7̄ 欠損．金属床義歯，5̄ 4̄｜2 3 4 レスト，リンガルバー

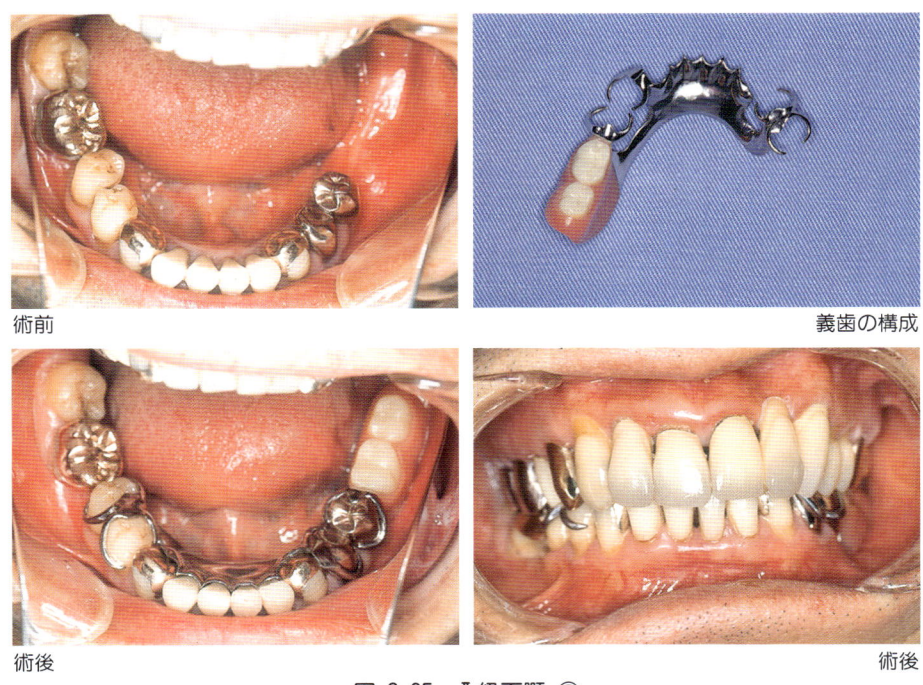

術前　　　　　　　　　　　　　　　　　　　義歯の構成

術後　　　　　　　　　　　　　　　　　　　術後

図 8-25　Ⅱ級下顎 ③
　6̄ 7̄ 欠損．金属床義歯，5̄ 4̄｜4 5 レスト，リンガルプレート

8．臨床における義歯の設計　89

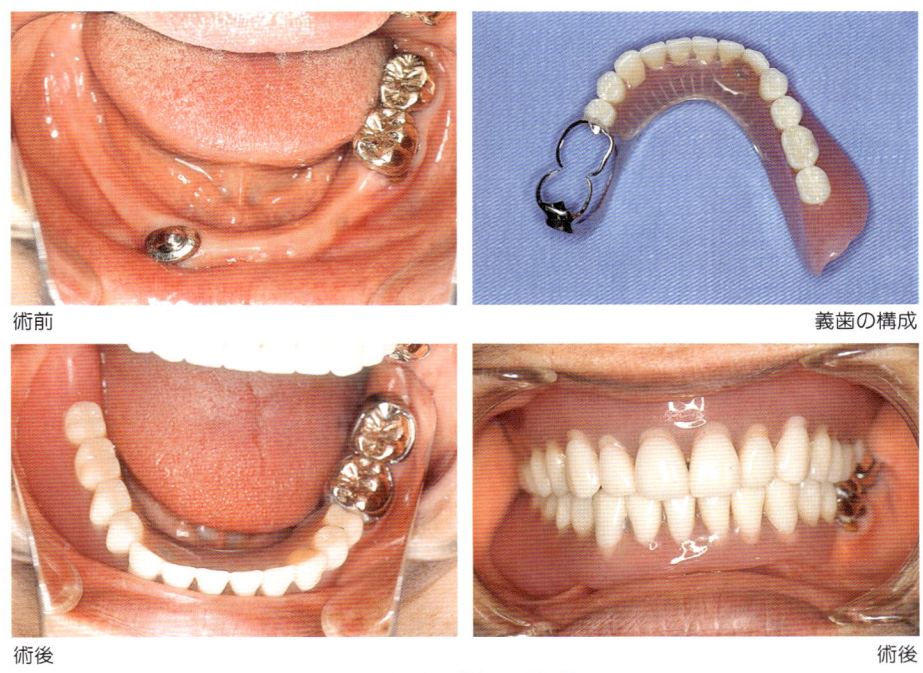

術前　　　　　　　　　　　　　　　　　　　　　義歯の構成

術後　　　　　　　　　　　　　　　　　　　　　術後

図 8-26　Ⅱ級下顎 ④
765421|12345 欠損，3| 根面キャップ．金属床義歯，|67 レスト，リンガルバー

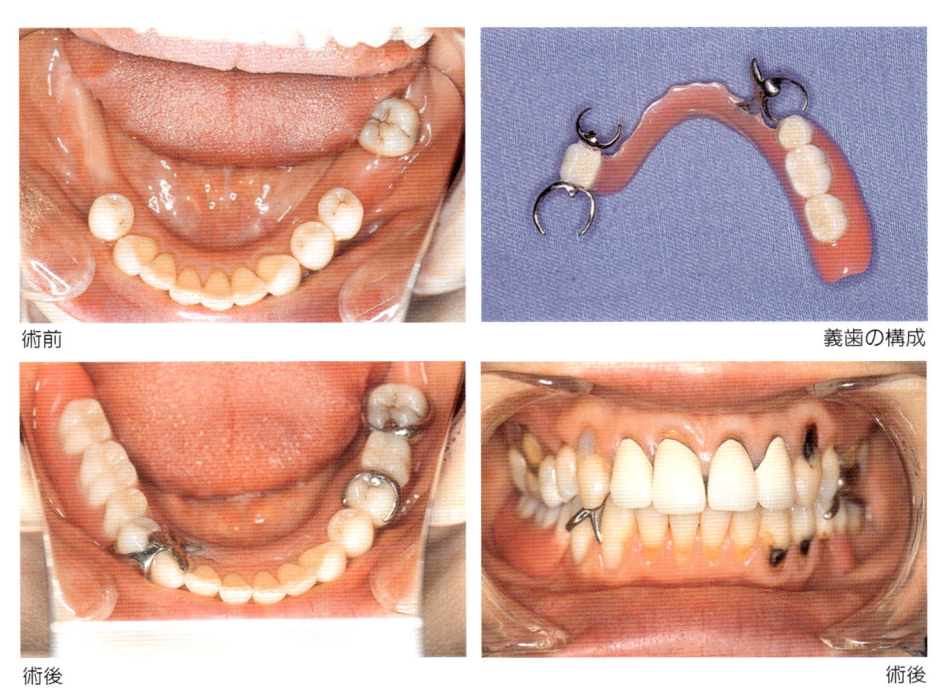

術前　　　　　　　　　　　　　　　　　　　　　義歯の構成

術後　　　　　　　　　　　　　　　　　　　　　術後

図 8-27　Ⅱ級1類下顎
765|6 欠損．レジン床義歯，|43|57 レスト

90　応用編

Ⅲ級　上顎

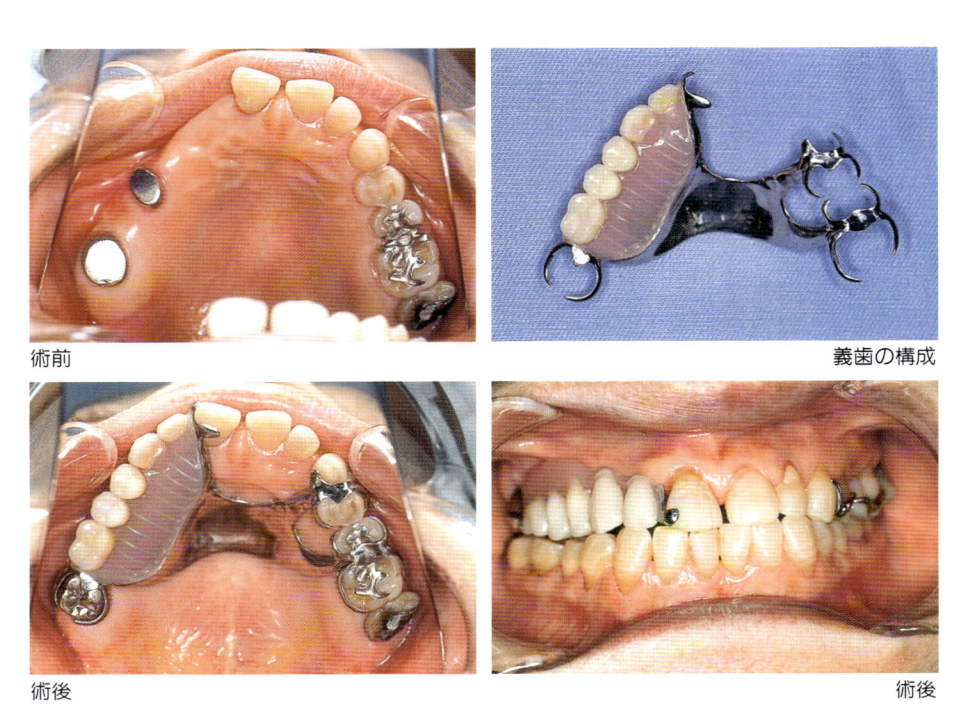

術前　　　　　　　　　　　　　　　　義歯の構成

術後　　　　　　　　　　　　　　　　術後

図 8-28　Ⅲ級上顎
6432̲ 欠損，5̲| 根面キャップ．金属床義歯，7̲1̲|3̲4̲5̲6̲ レスト，パラタルストラップ

8．臨床における義歯の設計

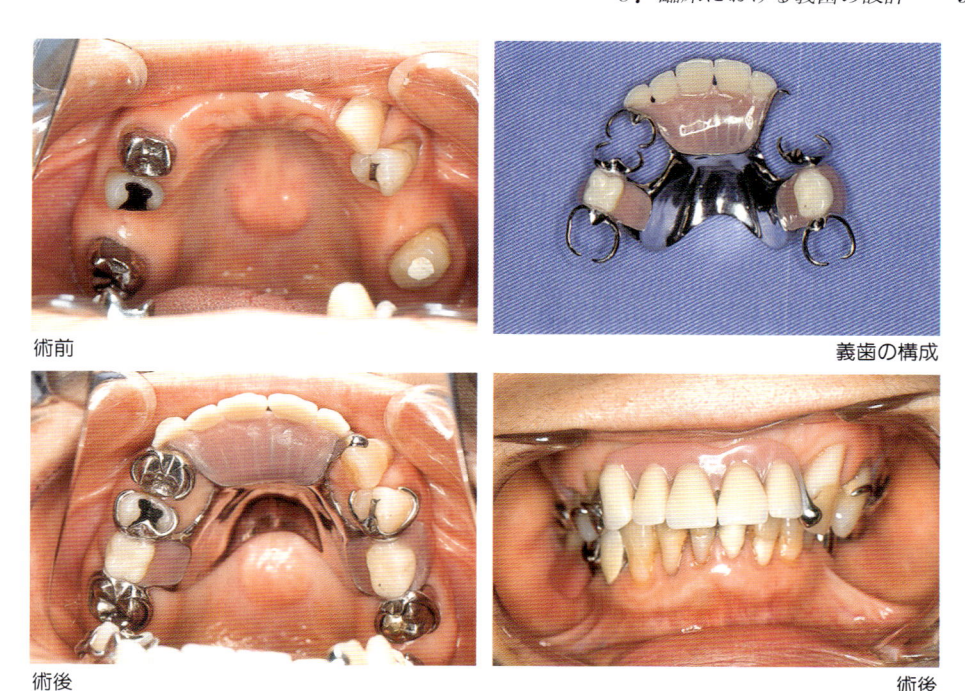

術前　　　　　　　　　　　　　　　　　　　義歯の構成

術後　　　　　　　　　　　　　　　　　　　術後

図 8-29　Ⅲ級 2 類上顎
6 3 2 1|1 2 5 6 欠損．金属床義歯，7 5 4|3 4 7 レスト，パラタルプレート

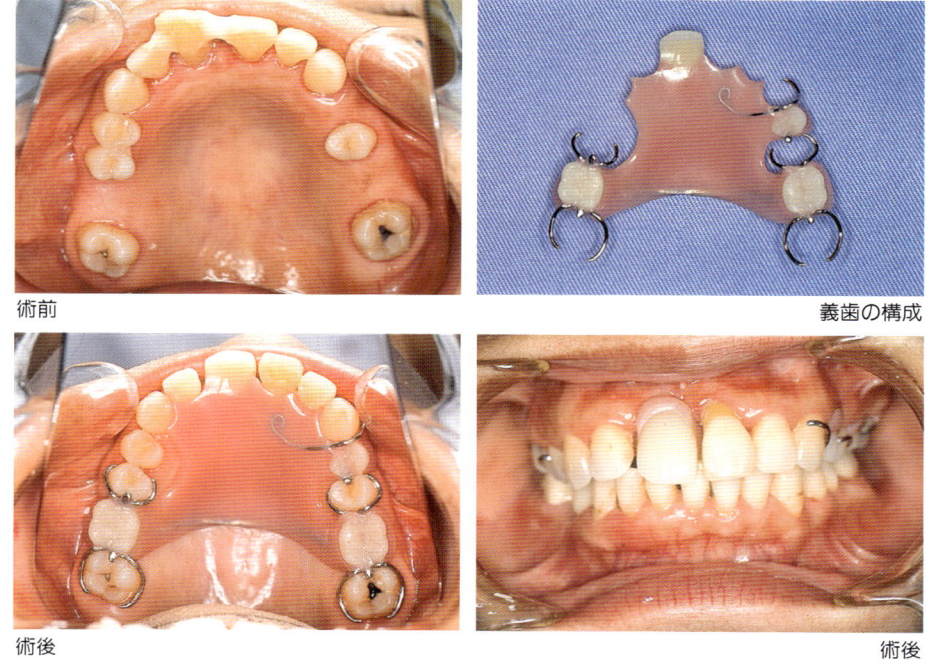

術前　　　　　　　　　　　　　　　　　　　義歯の構成

術後　　　　　　　　　　　　　　　　　　　術後

図 8-30　Ⅲ級 3 類上顎
6 1|4 6 欠損．レジン床義歯，7 5|5 7 レスト

III級　下顎

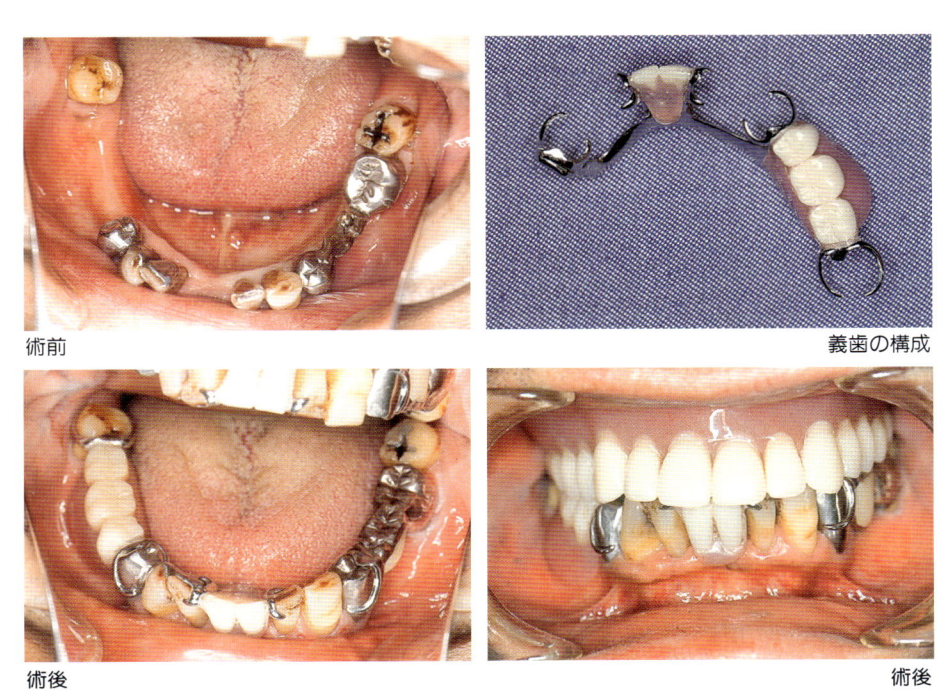

術前　　　　　　　　　　　　　　　　　義歯の構成

術後　　　　　　　　　　　　　　　　　術後

図 8-31　III級1類下顎 ①
7 6 5 1|1 欠損．金属床義歯，8 4 2|2 4 レスト，リンガルバー

8. 臨床における義歯の設計　93

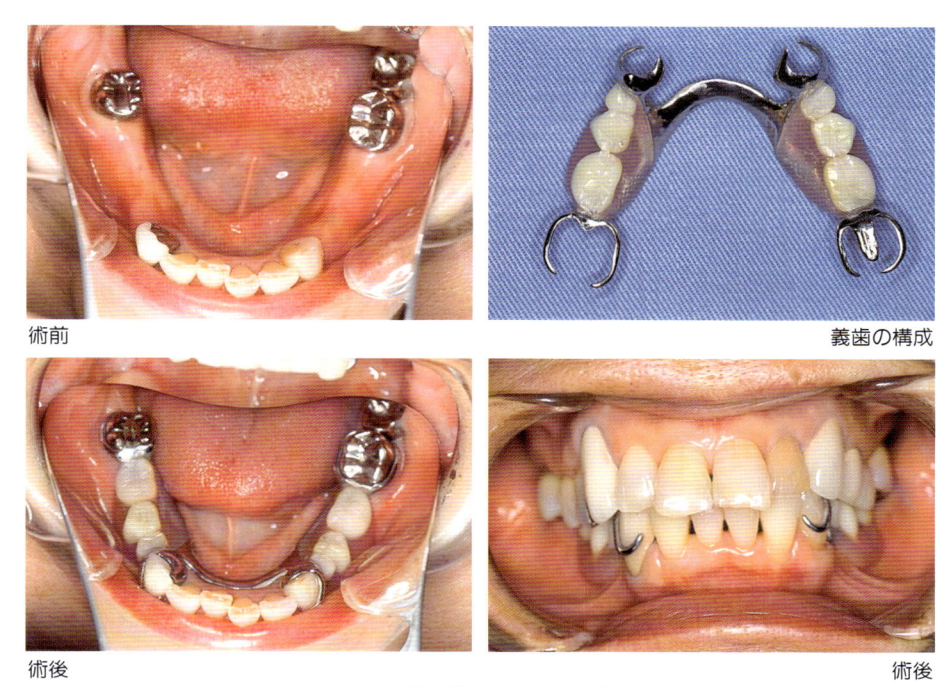

術前　　　　　　　　　　　　　　　　義歯の構成

術後　　　　　　　　　　　　　　　　術後

図 8-32　Ⅲ級1類下顎 ②
6̄ 5 4|4 5 6̄ 欠損．金属床義歯，7̄ 3|3 7̄ レスト，リンガルバー

94　応用編

IV級　上顎 ― III級　下顎

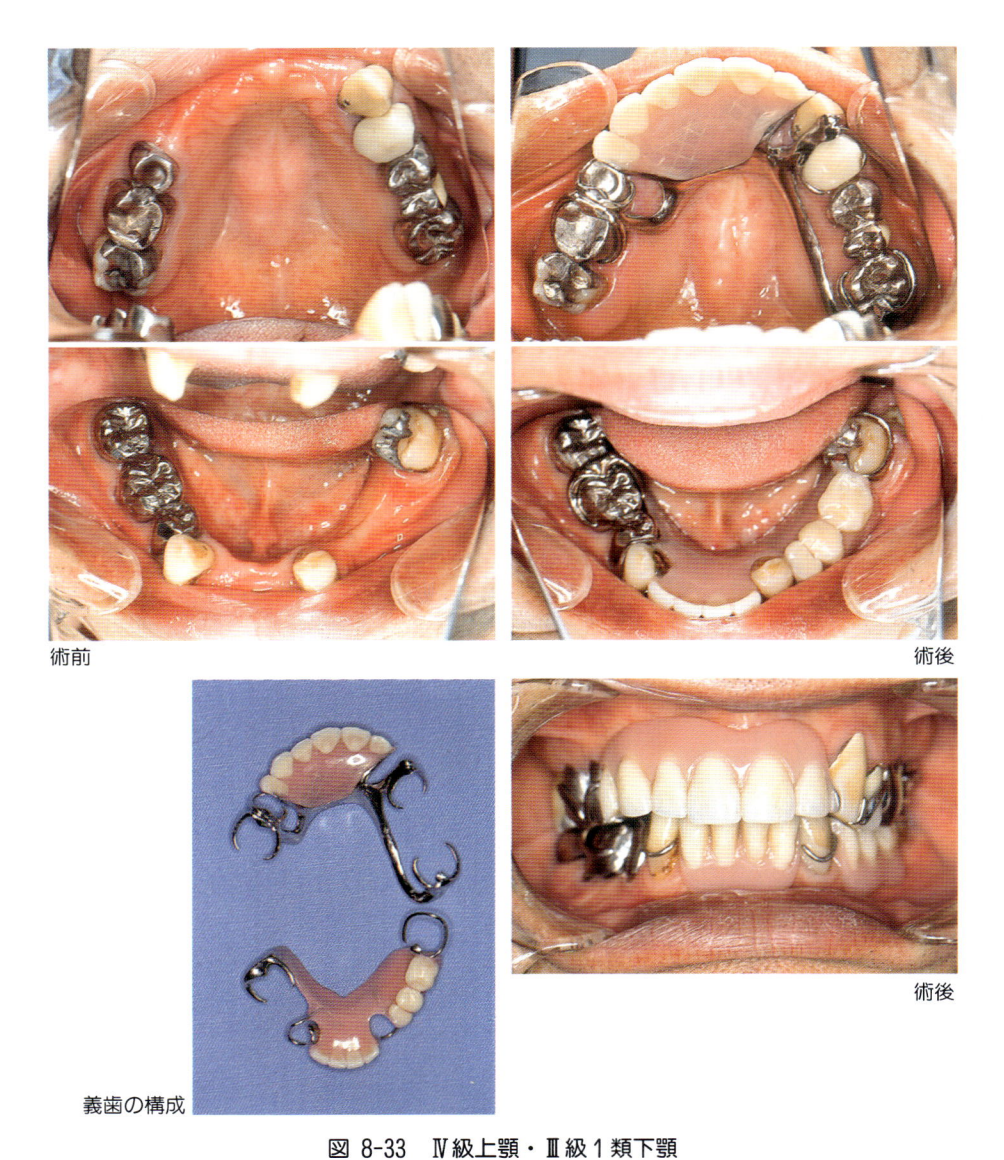

術前

術後

義歯の構成

術後

図 8-33　IV級上顎・III級1類下顎
4321|12 欠損．金属床義歯，65|347 レスト，パラタルバー
21|12456 欠損．レジン床義歯，6 3|7 レスト

Ⅰ級　上顎 ― Ⅱ級　下顎

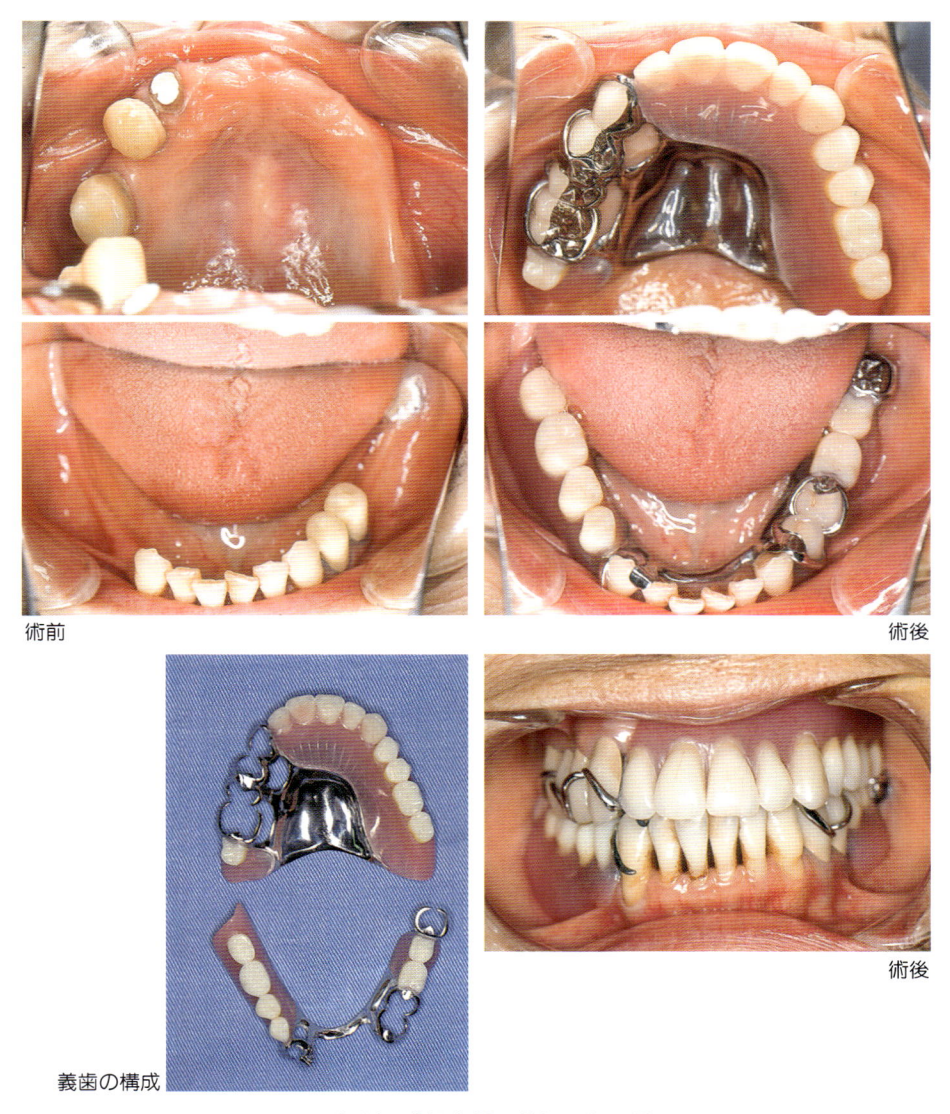

術前　　　　　　　　　　　　　　　　術後

義歯の構成　　　　　　　　　　　　　術後

図 8-34　Ⅰ級上顎・Ⅱ級 1 類下顎
７２１|１２３４５６７ 欠損．金属床義歯，６５４３|レスト，パラタルプレート
７６５４|６７ 欠損．金属床義歯，３２|３４５８ レスト，リンガルバー

96　応用編

I級　上顎 ― I級　下顎

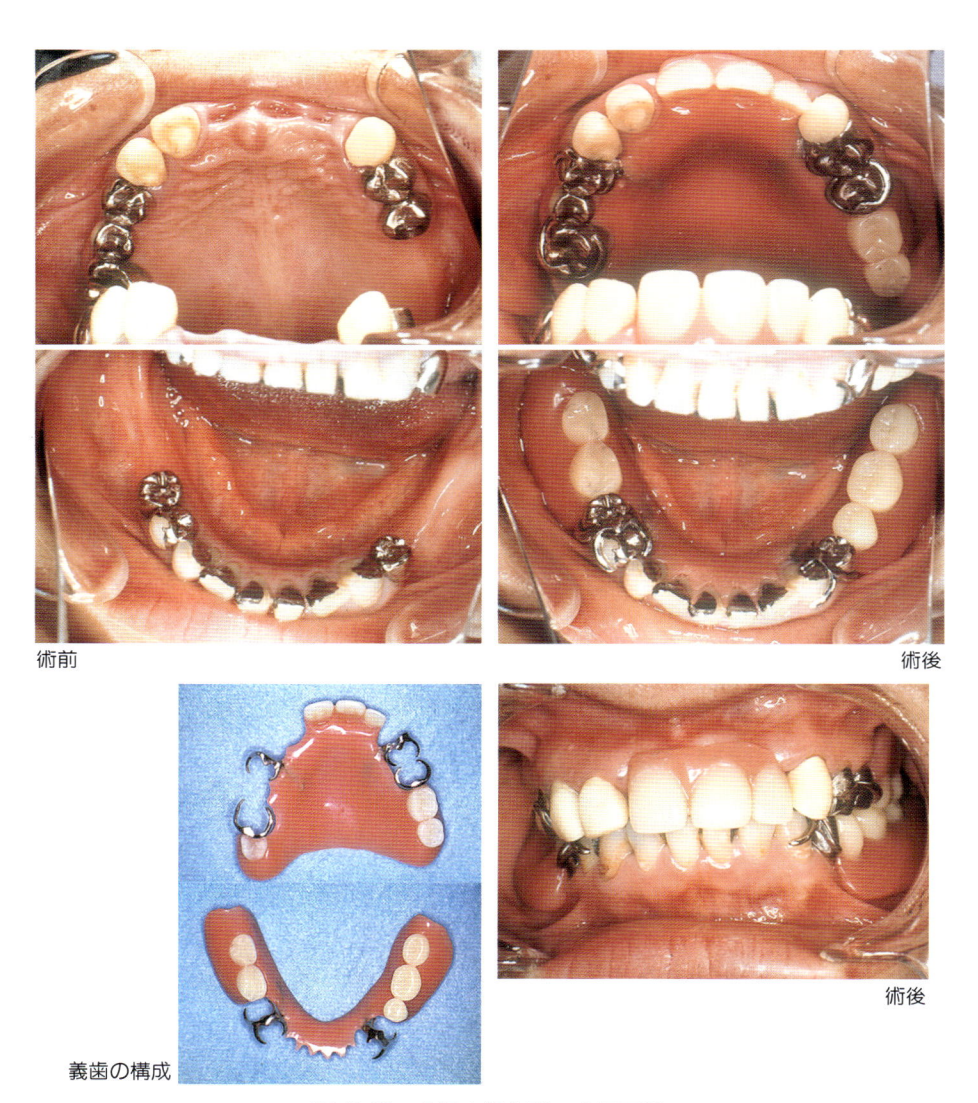

術前　　　　　術後

義歯の構成　　　　　術後

図 8-35　I級1類上顎・I級下顎
7 1|1 2 6 7 欠損．レジン床義歯，6 4|3 4 5 レスト
7 6|5 6 7 欠損．レジン床義歯，5 4|3 4 レスト

II級 上顎 — IV級 下顎

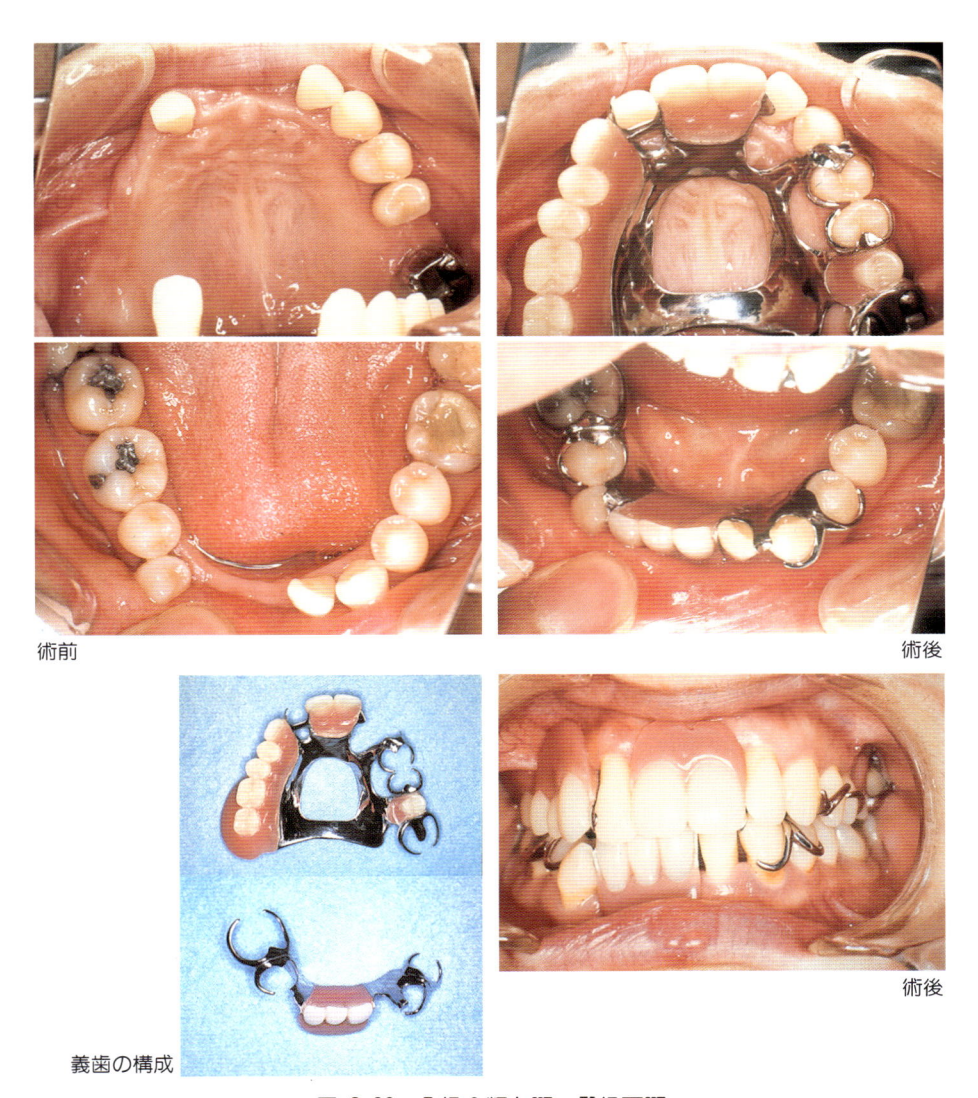

術前 　　　　　　　　　　　　　　　　　　　術後

義歯の構成　　　　　　　　　　　　　　　　　術後

図 8-36　II級2類上顎・IV級下顎
7 6 5 4 3 1│1 6 欠損．金属床義歯，2│2 3 4 5 7 レスト，前後パラタルバー
2 1│1 欠損．金属床義歯，6 5│3 4 5 レスト，リンガルプレート

Chapter 9 問題がある設計例

　問題がある設計とはこれまでに述べた義歯の設計原則からはずれた設計である．
　1つは単純に，基本的な設計原則が活かされていない場合である．レストや大連結子，義歯床，クラスプなどに設計上不適当と考えられるものがある．使用するといろいろなトラブルが現れてくる．
　また，症例の条件に適っていない設計の場合もある．これには残存歯の状態を無視したレストや支台装置の設計，咬合圧への対応や義歯の動揺に対する処理が不適当な連結子や義歯床の設計などさまざまなものがある．

1）問 題 点

（1）レストが基本通りに設定されていない

　レストは，欠損部があれば原則としてそれに隣接するあるいは近い歯に設置して，人工歯からの咬合圧を伝達させ，義歯の沈下を防ぐものである．とくに臼歯部欠損の場合にはこの原則を守らないと，義歯で顎堤粘膜が強く圧迫され，痛くて義歯が使えない．
　レストは，クラスプを所定の位置に保持する役目もあるので，クラスプが設定された支台歯あるいは少なくとも隣接する歯にはレストが必要である．レストがないと義歯が沈下し，クラスプが定位置からずれて支台歯に異常な力を加えて動揺させたり，歯肉を傷害することもある．

（2）レストの配置が考慮されていない

　レストは咬合圧などの力に対して義歯の安定を図る役目がある．義歯が動揺しないよう間接支台装置として使用するが，レストの設定にそうした役目が考慮されていないものがある．

（3）大連結子や義歯床が基本通りに設定されていない

　大連結子や義歯床は，咬合圧に十分耐えられる強度と義歯の動揺に対して抵抗できることが必要である．これらが粘膜に不適合であったり，咬合圧でたわむようであると粘膜や

支台歯を圧迫して痛みを起こさせたり，義歯が動揺してうまく使えない．
　大連結子や義歯床の辺縁は残存歯の歯頸部からできるだけ離すのが原則であるが，それが活かされていないことがある．辺縁歯肉の炎症や歯肉退縮を引き起こすことになる．

（4）レジン維持格子の設定が不適当
　金属床義歯のレジン維持格子は，床部分を大連結子に接続するための装置である．その外側辺縁は顎堤頂よりわずかに頬側あるいは唇側に設定するのが原則であるが，頂上に設定したため義歯が破折する場合がある．一方，レジン維持格子が頬側や唇側に及んで床のレジンから透けてみえて外観上好ましくないことがある．

（5）クラスプの設計が不良
　クラスプの先端の位置はアンダーカットゲージによって設定されるが，基部から先端までの鉤腕の走り方は歯面の彎曲やサベイラインとの関係で決められる．鉤腕が咬合面寄りに鉢巻き状に設定されると，上顎歯の場合には唇，頬に当たって不快感を起こさせ，下顎歯の場合には対合歯との間で唇，頬の粘膜を咬み込んだり，咬合干渉になったりする．

（6）そ の 他
　唇，頬，舌側の顎堤のサベイラインを越えてアンダーカット領域に置かれた床縁や鉤腕の拮抗作用が無視されたクラスプなど基本的な要件を満たさないものもある．
　レジン床義歯でレストやクラスプの脚は歯槽堤や顎堤に沿って設定するのが原則であるが，これと直交するように設置され，破折の原因となっているものがある．

2）具体的な例

（1）レストがないクラスプの例

例　1　図9-1
　 7 6 5 欠損で 8 4 3 に支台装置が設計されているが， 8 にはリングクラスプのみでレストがない．義歯装着当初は問題がなくても，しばらくすると義歯の遠心端は沈下し，クラスプの位置がずれて辺縁歯肉が圧迫されるようになる．

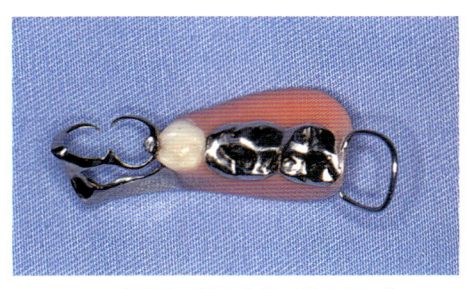

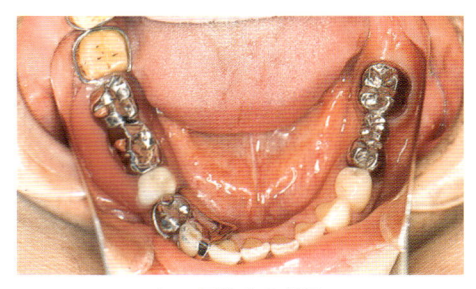

　　　　a：レストがないリングクラスプ　　　　　　b：口腔内の状態
図 9-1　レストがない例

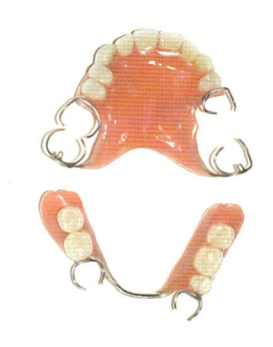

図 9-2 直接支台装置にレストがない例

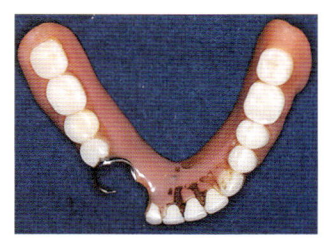

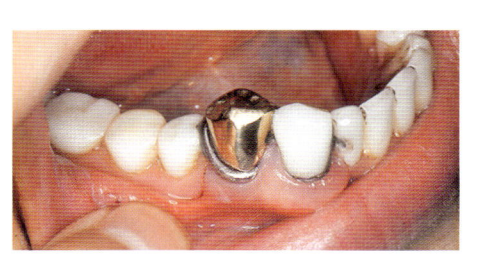

a：レストがない下顎義歯　　b：義歯が沈下し，クラスプ先端が歯肉に刺さっている．

図 9-3 長期間レストがない義歯を使っていた例

例　2　図9-2

　5 4 3 2 1|1 2 3 4，7 6|5 6 7 欠損で，7 6|5 7，5|4 にクラスプが設置されているが，肝心な直接支台装置に当たる部分にレストがなく，間接支台装置の 7|7 だけにレストが設置されている．支台歯にはとくに問題があったわけでなく，設計の意図がわからない．

例　3　図9-3

　4 3|のみ残存の粘膜支持型の義歯で，長期間使用されていた．3|にクラスプが設置されているが，レストはない．口腔内に装着すると，クラスプ先端は歯肉に突き刺さった状態になる．徐々に義歯が沈下したため歯肉にはトンネル状の穴があいているが，痛みはない．顎堤は4|の歯肉部との間で大きな段差ができている．

（2）大連結子と支台装置が不適当な例

例 4　図9-4

$\overline{3\ 2\ 1|1-7}$ 欠損の粘膜支持型の義歯であるが，パラタルバーを用い，咬合支持は顎堤部分で行われている．これは欠損部の大きさからすると不十分と考えられるが，さらにはバーが全体的に口蓋粘膜から浮いた状態で設定されているため，これによる支持，把持，維持の効果はまったく得られていない．支台装置は$\overline{7\ 4|}$に設置されているが，義歯床による維持が得られないこともあって，義歯は非常に離脱しやすい．

例 5　図9-5

$\overline{7-2|5\ 6\ 7}$ 欠損の義歯で，$\overline{1|4}$ のみに支台装置が設置されている．$\overline{1|}$は負担過重とみられ，かなり動揺している．本症例は顎堤が右側大臼歯部の吸収が大きく後方へ傾斜していて，義歯床の安定が得にくいと考えられる状態である．設計としては支台装置の配置を検討すべきだろう．床の適合，人工歯の排列と対合関係など義歯の設計以外にも検討が必要な症例である．

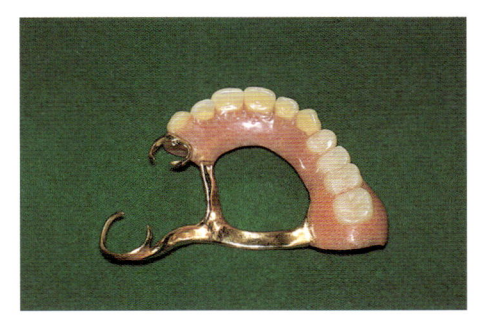

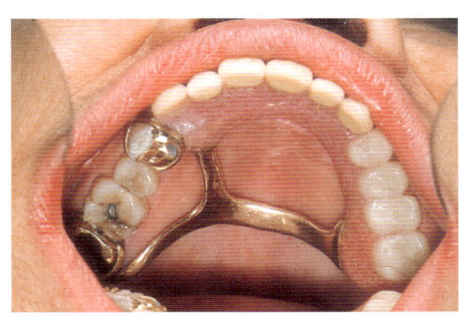

a：欠損部に対して義歯床面積が少ない．
b：口腔内でパラタルバーは口蓋粘膜から浮いている状態

図 9-4　不適切なパラタルバーを使った例

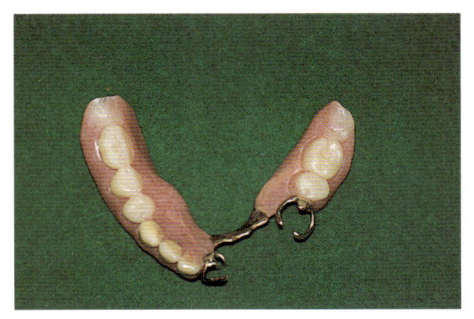

a：支台装置が $\overline{1|4}$ のみに設置されている．
b：$\overline{1|}$が負担過重になっている．

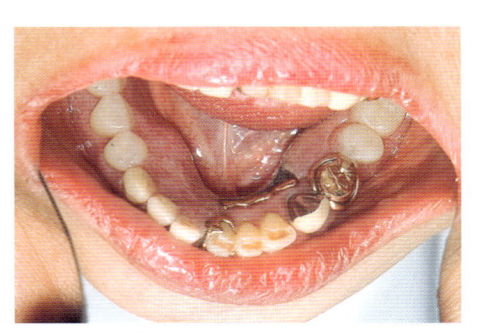

図 9-5　支台装置の設定が不適切な例

（3）クラスプの設計が不適当な例

例 6 図9-6

　クラスプの維持鉤腕の先端は規定のアンダーカットの位置に設定されなければならないが，基部から先端まで直線的に結ぶように設計すると鉢巻き状になる．とくに上顎の犬歯や小臼歯では口角に触れて常に邪魔になる．

例 7 図9-7

　同じく下顎の場合は上顎の対合歯の頬側咬頭内斜面と接触して，唇，頬の粘膜を咬みやすく，外傷を作ることになる．

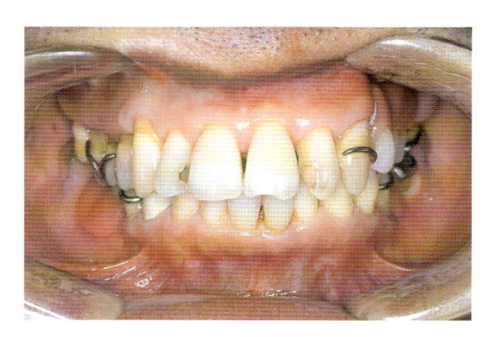

図 9-6　上顎犬歯のクラスプの走行が不適切で口唇に触れて邪魔になる例

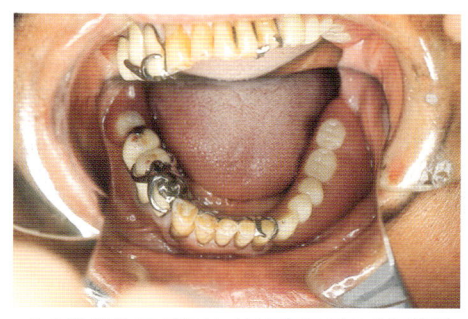

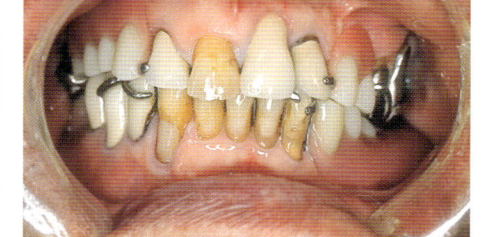

a：支台歯 5 4 に対するクラスプの走行状態　　　　b：咬合したときの状態

図 9-7　下顎歯のクラスプの走行が不適切で上顎歯と接触して頬粘膜を咬む例

（4）レジン床義歯のレスト脚の設定が不良な例

例 8 図9-8

　　レジン床義歯のレストやクラスプの脚は，レジン部分の厚みがあるところに設置するのがよく，欠損部顎堤に沿わせて設計するのが原則である．脚などのレジンに埋設された部分は破折を誘導することが多いからである．とくに下顎の義歯では脚を歯軸方向に設置すると，そこから破折しやすい．

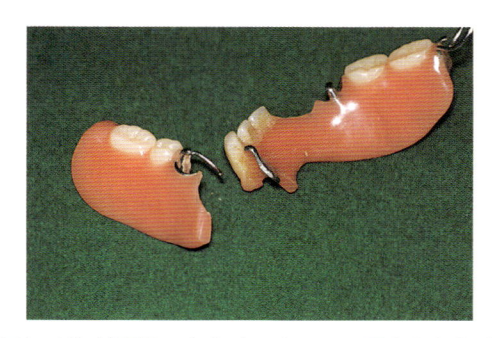

図 9-8　レストの脚が顎堤に直交するように設置されたため破折した例

（5）連結子が破折した例

例 9　図9-9

　　設計は2次元だけでなく3次元的にも考慮して行わなければならない．力がかかる連結子や鉤腕では適度な厚みをあたえ，応力の集中を避けるようにしないと破折しやすい．

例 10　図9-10

　　鋳造によるバーやクラスプなどでは設計にとくに問題がなくても，材質や鋳造欠陥によって破折することがある．

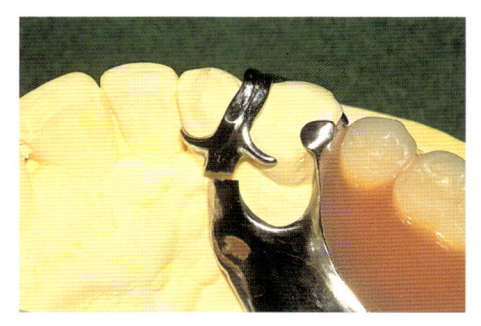

図 9-9　小連結子の大連結子への移行部分が薄く，破折した例

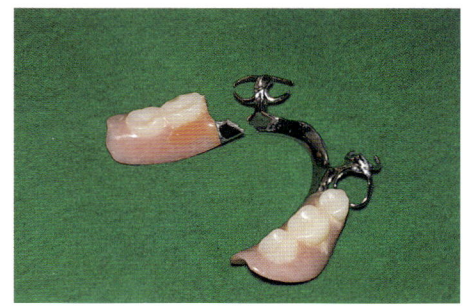

図 9-10　内部の気泡が原因と考えられたバーの破折例

参考文献

1. 藍 稔：小部分床義歯学，第2版，学建書院，1999．
2. 藍 稔，五十嵐順正 編：スタンダード部分床義歯補綴学，第2版，学建書院，2010．
3. 藍 稔，井上 宏，野首孝祠，平沼謙二，松本直之ほか：パーシャルデンチャーテクニック，第3版，医歯薬出版，1999．
4. 五十嵐順正：パーシャルデンチャーの設計，口腔保健協会，1995．
5. 後藤忠正：パーシャルデンチャーのプランニング＆デザイニング，医歯薬出版，1995．
6. 後藤忠正：クラスピング・合理的な考え方と臨床，医歯薬出版，1990．

索 引

▶ 設計例の欠損様式別 索引 ◀

上下顎	Kennedyの分類	ページ
上　顎	Ⅰ　級 　―1類	18, 20, 24, 28, 34, 40, 67, 80, 81, 95 81, 96
下　顎	Ⅰ　級 　―1類	18, 20, 24, 28, 34, 40, 55, 68, 82, 83, 96 18, 20, 24, 28, 34, 40, 72, 76, 78, 84
上　顎	Ⅱ　級 　―1類 　―2類	18, 20, 24, 28, 34, 40, 72, 78, 85 70, 74, 78, 86 18, 20, 24, 28, 34, 40, 53, 54, 97
下　顎	Ⅱ　級 　―1類	69, 77, 78, 87, 88, 89 18, 20, 24, 28, 34, 40, 55, 73, 78, 89, 95
上　顎	Ⅲ　級 　―1類 　―2類 　―3類	18, 20, 24, 28, 34, 40, 90 73, 78 91 91
下　顎	Ⅲ　級 　―1類 　―2類	 18, 20, 24, 28, 34, 40, 92, 93, 94 75, 78
上　顎	Ⅳ　級	18, 20, 24, 28, 34, 40, 94
下　顎	Ⅳ　級	97

索引

▶ あ ◀

アナライジングロッド　43
アンダーカット　42
アンダーカットゲージ　43
アンダーカットゲージの選択
　　　　　　　　　　　　47
アンダーカット量　42
アンダーカット領域　42
アンダーカット量の測定
　　　　　　　　　46，50
安定　7

▶ い ◀

維持　2，7
維持鉤腕　37
印象採得　62
印象採得の方法　63

▶ か ◀

カーボンマーカー　43
外側フィニシングライン　32
外側フィニシングラインの設定
　　　　　　　　　　　　32
解剖的印象　62
顎堤粘膜の加圧面積と変位量の関係　9
顎堤の被圧変位　9
環状型クラスプ　36
間接支台装置　17，20

▶ き ◀

義歯床　8，23，71
義歯床の設定の仕方　24
義歯の安定性　59
義歯の動き　4
義歯の強靱性　59
義歯の着脱方向の決定
　　　　　　　　　44，49
義歯の動揺の最小化　8，12
義歯の破損　10
義歯の評価項目　58
拮抗作用　37
基底結節レスト　14
機能印象　62
金属床義歯　3
金属床義歯の床外形　32

▶ く ◀

クラスプ　36
クラスプ設計上の要件　37
クラスプ先端の位置　50，51
クラスプの外形線の記入　51
クラスプの基本的な設計法
　　　　　　　　　　　　49
クラスプの種類　38
クラスプの設計　38，102
クラスプの設定の仕方　40
クラスプの選択　38
クラスプの配置　39
クラスプの働き　36

▶ け ◀

欠損歯列の補綴　2
欠損部顎堤　79

▶ こ ◀

口蓋皺襞　31
咬合圧負担　60
咬合位の記録の方法　64
咬合干渉　72
咬合採得　64
咬合採得の原理　64
咬合面レスト　14
咬合面レストの位置と維持歯への力の加わり方　15
構成要素　8
咬頭嵌合位　64
鉤腕の幅　54
個人トレー　63
骨隆起　53，69

▶ さ ◀

最大豊隆部　44，49
サベイライン　45
サベイラインと鉤腕の関係
　　　　　　　　　　　　51
サベイラインの描記　45
サベイング　42
サベヤー　43

▶ し ◀

歯根膜支持型義歯　25，62
歯根膜粘膜支持型義歯　62
支持　3，5
支持域　56，65
支台装置　8，101
受動性　37
床縁　74
床外形の決定　23
床の外形線の描き方　25
床の設計　25
小連結子　8，26
小連結子の設計　27
小連結子の設定の仕方　28
小連結子の働き　27
食片圧入　15

▶ せ ◀

生体変化への追従性　11
切縁レスト　14，76
設計の手順　12
設計表示の仕方　13
舌面レスト　14
前歯義歯　22，26

索　引

▶ そ ◀
増歯　35，77
双子鉤　27，38

▶ た ◀
大連結子　8，29，101
大連結子の外形線の描き方　33
大連結子の外形の決定　30
大連結子の設計　33
大連結子の設定の仕方　34
大連結子の選択　33
大連結子の働き　29
単純鉤　38

▶ ち ◀
中間義歯　17，25
直接支台装置　20

▶ て ◀
ティッシュストップ　32
デンタルサベヤー　43

▶ と ◀
等高点　48

▶ な ◀
内側フィニシングライン　32

▶ に ◀
2腕鉤　38

▶ ね ◀
粘膜支持型義歯　62

▶ は ◀
バー　30
バー型クラスプ　38
パーシャルデンチャーの設計原則　8
バーの幅　33
ハーフアンドハーフクラスプ　38，76
把持　6，27
把持鉤腕　37
把持鉤腕の外形線　52
破折　99，103
パラタルストラップ　30
パラタルバー　30，101
パラタルプレート　30

▶ ひ ◀
被圧変位　9
被圧変位量の調整　61

▶ ふ ◀
フィニシングライン　32
フィニッシュライン　32
複合義歯　21，26，70
負担組織の変化　61
フック状のクラスプ　38，39，41，73
プラークの沈着　9，61
プレート　30
ブロックアウト　13，53

▶ へ ◀
辺縁歯肉　10，30

▶ め ◀
メタルフレーム　32

▶ も ◀
模型の位置表示　48
模型の固定　48

▶ ゆ ◀
誘導面　27
遊離端義歯　19，25，67，68，69

▶ り ◀
リリーフ　13，53
リンガルバー　30，71
リンガルプレート　30，71
リングクラスプ　38
隣接面板　8，26
隣接面板の設計　27
隣接面板の設定の仕方　28
隣接面板の働き　27

▶ れ ◀
レシプロケーション　37
レジン維持格子　32
レジン床義歯　3
レジン床義歯の床外形　33
レスト　8，14，98
レスト間線　17，19，22
レストシート　16，71
レスト付き2腕鉤　38
レストによる力の配分　16
レストの厚み　16
レストの位置と床下組織に加わる力の方向　16
レストの設計　17

レストの設定の仕方　20
レストの配置の原則　17
レストの働き　15

ろ

ローリング　17, 21

わ

ワイヤークラスプ　38

欧文

Ah-line　31
Akers型クラスプ　38
Eichnerの分類　56
I型バークラスプ　52
Kennedy　18
Kennedyの分類　56, 80
Roach型クラスプ　38
RoachのI型クラスプ　38
RoachのT型クラスプ　38, 41
RPI維持装置　38
T型バークラスプ　52

Memo

Memo

<著者略歴>

藍 稔
あい　みのる

1933 年	東京都に生まれる
1959 年	東京医科歯科大学歯学部卒業
1963 年	東京医科歯科大学大学院歯学研究科修了
1967 年	東京医科歯科大学歯学部講師
1977 年	東京医科歯科大学歯学部教授（部分床義歯学 担当）
1999 年	東京医科歯科大学名誉教授
	松本歯科大学非常勤教授
2001 年	明海大学客員教授

症例に応じた パーシャルデンチャーの設計マニュアル

2000 年 5 月 25 日　第 1 版第 1 刷発行
2002 年 10 月 10 日　第 1 版第 2 刷発行
2011 年 3 月 1 日　第 1 版第 3 刷発行

著　者　藍　　稔
　　　　　あい　みのる
発行者　木村　勝子
発行所　株式会社 学建書院
〒113-0033　東京都文京区本郷 2-13-13　本郷七番館 1F
TEL（03）3816-3888
FAX（03）3814-6679
http://www.gakkenshoin.co.jp
印刷製本　三報社印刷㈱

©Minoru Ai, 2000. Printed in Japan ［検印廃止］

JCOPY 〈㈳出版者著作権管理機構 委託出版物〉
本書の無断複写は著作権法上での例外を除き禁じられています．複写される場合は，そのつど事前に，㈳出版者著作権管理機構（電話 03-3513-6969，FAX 03-3513-6979）の許諾を得てください．

ISBN978-4-7624-0618-8

補綴臨床に必要な
顎口腔の基礎知識

著　東京医科歯科大学名誉教授　藍　稔

B5判 2色刷 123頁　ISBN978-4-7624-0629-4
定価3,990円（本体3,800円＋税）

　補綴の臨床では，失われた形態や機能をいかに回復させるかが常に問題となる．これには技術的な面が大きく関係するが，その基礎になるのは歯や歯列，顎，口腔の基本的な形態や機能についての知識である．技術的に優れていても受け手である生体の状況を熟知していなければ適切な補綴治療は行えず，成功はおぼつかない．
　本書は歯科補綴学を初めて学ぶ学生を対象に，補綴臨床に必要な基本的事項をできるだけ平易な文章と多数のイラストを用いてわかりやすく解説した．補綴学や咬合の基礎を学ぼうとする歯学生や若い歯科医師，また咬合の基礎的な知識を再確認しようとする臨床医にもぜひ役立てていただきたい1冊である．

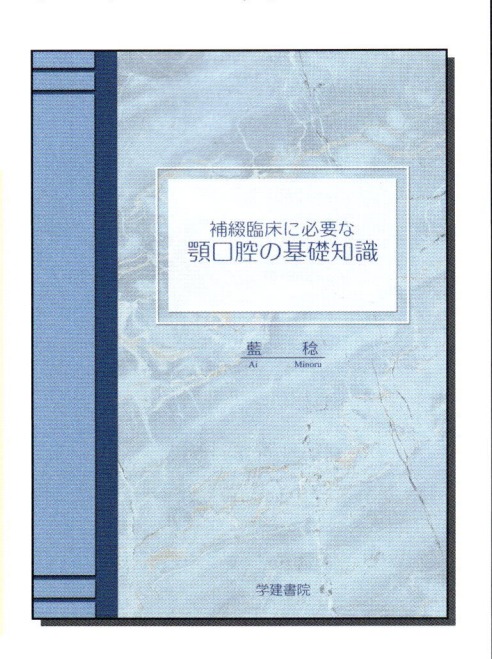

主要目次

序章 補綴の診療と患者への対応

1章 顔, 頭の形態と機能
顔
1 顔貌
2 顔と歯の形
3 基準
骨
1 頭蓋, 上顎部
2 下顎部
筋と神経
1 咀嚼筋と関連筋群
2 神経系
3 顎口腔系の神経筋機構
顎関節
1 顎関節の構造
2 顎関節の運動
血管系
1 動脈
2 静脈

2章 口腔組織の形態と機能
歯と歯列
1 歯の形態
2 歯の色調
3 歯列の形態
4 歯列と下顎骨との位置関係
5 歯, 歯列の形態と機能の関係
歯周組織
1 歯周組織の構造
2 歯周組織の機能
3 歯根表面積と負担能力
4 歯の被圧変位性
5 歯根膜感覚
口腔軟組織
1 顎堤(歯槽堤)
2 床下粘膜とその被圧変位性
3 その他の口腔軟組織
4 ニュートラルゾーン
口腔感覚
1 痛覚
2 触覚と圧覚
3 温度感覚
4 位置感覚
5 味覚

3章 口腔の機能
咀嚼
1 咀嚼の意義
2 咀嚼運動の発現
3 咀嚼力
4 咀嚼能率
5 咀嚼能率と歯の咬合接触面積との関係
嚥下
1 嚥下動作
2 嚥下の影響
3 嚥下位
4 Dondersの空隙
5 嚥下障害
6 嚥下と補綴診療
唾液の分泌
1 唾液腺と唾液
2 唾液の分泌
3 唾液と義歯の維持
発音
1 音声(言語音)の形成―構音(調音)
2 調音に働く因子
3 発音障害(構音障害)
4 語音の分析法
5 発音障害への補綴的対応
6 発音の補綴的活用
嘔吐
1 嘔吐の機序
2 嘔吐と補綴診療
歯ぎしり(口腔の異常機能)
1 歯ぎしりの発現
2 咬耗との関係
3 歯周組織への影響
4 顎筋, 顎関節への影響
5 補綴との関係

4章 下顎運動, 下顎位, 咬合
下顎運動
1 下顎の基本運動
2 下顎の限界運動
3 下顎の運動範囲
4 機能運動
下顎位
1 咬頭嵌合位
2 中心位
3 下顎安静位
4 偏心位(偏心咬合位)
5 咬合採得にかかわる下顎運動と下顎位
咬合
1 咬合支持
2 咬頭嵌合位における咬合関係
3 偏心咬合位における咬合関係
4 義歯の咬合様式
5 咬合小面
咬合器
1 咬合器の基本的な機構
2 咬合器の種類
3 模型の咬合器装着
4 チェックバイトによる半調節性咬合器の調節
5 咬合器の調節性

5章 顎口腔系の形態と機能の変化
老化による顎口腔系の変化
1 形態的な変化
2 機能的な変化
高齢者の特徴と補綴診療における問題
1 臨床的な特徴
2 全身的基礎疾患
3 精神的・身体的・社会的特徴
歯の欠損に伴う顎口腔系の変化
1 一次性障害
2 二次性障害
3 三次性障害
顎関節症
1 症状
2 原因
3 診査と診断
4 治療